上海辭書出版社圖書館藏中醫稿抄本叢刊

段逸山◎主編

第十一册

·蕪湖夏氏小兒科
·朱氏痘疹方論
·痘疹危險録

上海辭書出版社

蕪湖夏氏小兒科

蕪湖夏氏小兒科

《蕪湖夏氏小兒科》不分卷，明孤抄本，二册。著者、抄寫者不詳。無序、跋、目録。正文首葉有『中華書局圖書館藏書』印。書高二十四點三厘米、寬十四點四厘米。白紙抄寫，金鑲玉裝，原紙高二十點二厘米、寬十二點二厘米。

《中國中醫古籍總目》將此書與藏于中國中醫科學院圖書館的《夏氏小兒良方》列爲同一種書。《夏氏小兒良方》爲明抄本，李輝傳，書前記夏氏七世孫夏珊抄録于明正德七年（一五一二）。夏珊，明代安徽蕪湖人，身世不詳。《中國中醫古籍總目》或因兩書同出『蕪湖夏氏』而認作同一種書。《夏氏小兒良方》主要收録幼科常見病方藥一百七十餘首，書後附《小兒看法捷訣》《論嬰兒五臟虚實寒熱》等，而《蕪湖夏氏小兒科》主要以專題專篇的方式，闡述兒科疾病的病因病機、診斷辨證、治法方劑等，兩書内容差异較多。但兩書方藥仍多相似，如『治小兒上吐下瀉急危症』『治小兒傷食肚腹膨脹腹痛』『琥珀散』『布袋丸』等，可見同爲夏氏傳方，且《蕪湖夏氏小兒科》所述更詳。另外，兩書抄寫字迹相似，似有一定的淵源關係，如書中『蕪』『兒』的寫法，《蕪湖夏氏小兒科》基本統一，而《夏氏小兒良方》僅在書名及部分地方用及，兩書孰先孰後有待進一步考證。

綜觀全書，按内容實爲三部分。第一部分闡釋醫理。如論述病因病機，有《病源總論》《急風慢風慢脾風總論》《養護失宜令子疾夭》等篇；論兒科診斷辨證，有《手指關紋》《詳辨》《脉紋形像》《辨脉紋之五色》《驗指冷熱知症歌》《診脉法》《觀色歌》《聞音》等篇。第二部分載録方藥。載有《常用煎藥丸散加減法》，多以歌訣的形式記載方藥組成和治療病症。方劑一部分以證歸類，叙述小兒吐症、瀉症、急驚、角弓反張、慢驚等病的病因、症狀、治則、方藥；另一部分不分類，以方名排列，除治療上述病證之外，還有治療傷食、咳嗽、浮腫、痢疾、疳積、痘疹等病證的方劑，劑型包括丸、散、膏、丹、餅、湯等。第三部分主要爲推拿灸法，有《虛實看六筋》《六筋八卦所屬》《推上三關退下六腑法》《掐驚穴法》《經驗灸法》《辨症口訣》《看筋口訣》等；還具體闡述十七種驚風的病因、症狀及治療，包括血盆驚、臍風驚、口禁驚、夜啼驚、急驚、慢脾驚、盤腸内吊驚、角弓驚、天吊驚、番眼驚、迷魂驚、撒手驚、烏痧肚痛驚、肚脹驚、水傷驚、蛇系驚、馬蹄驚以及驚久成癎。如肚脹驚：『因兒口無盡期，父母愛子之心，看兒會吃爲羨，殊不知腸胃嫩弱，不能剋化，致令脹滿氣急促，肚大腹痛，身熱，乳食難進，急掐玉堂、膻中、中脘、内關、臍輪四處，印堂、人中、手足四心，掐而揉之，燈火捱之，再服截驚丹主之。』治療主要運用推拿之法，并配以方藥。

是書論治兒科疾病，察寒熱虛實，辨色聽聲，面部望診，三關指紋，内容豐富。載録兒科治療方藥，除臨證常用方之外，還有諸多經驗用方，藥味少而精，如水火散，治小兒霍亂吐瀉轉筋，僅有胡椒、豆粉兩味，臍風方亦唯有牛黄、硃砂、雄黄、麝香四味。而且劑型廣泛，丸、散、膏、丹、餅、湯皆有。除載方藥外，還述多種驚風病症的推拿治法，簡便實用，對現代中醫兒科臨床仍有重要的參考價值。此書可與中國中醫科學院藏本相互補充，能更好地反映夏氏兒科的臨床經驗與學術價值。

（熊　俊）

目録

上册……七
病源總論……七
手指關紋……一二
常用煎藥丸散加減法……一四
吐症治法……二一
瀉症治法……二三
吐瀉治法……二五
急驚治法……二六
角弓反張治法……二八
慢驚治法……二九
急風慢風慢脾風總論……五一
養護失宜令子疾夭……六九
詳辨……七〇
下册……七九
脉紋形像……八九
辨脉紋之五色……九〇
驗指冷熱知症歌……九一
診脉法……九二
觀色歌……九二
聞音……九四
虚實看六筋……九七
六筋八卦所屬……九七
推上三關退下六腑法……一〇〇
血盆驚一……一〇二
臍風驚二……一〇二
口禁驚三……一〇三
夜啼驚四……一〇四
急驚五……一〇五

慢脾驚六……一〇八
盤腸内吊驚七……一〇九
角弓驚八……一一〇
天吊驚九……一一一
番眼驚十……一一二
迷魂驚十一……一一三
撒手驚十二……一一三
烏痧肚痛驚十三……一一四
肚脹驚十四……一一五
水傷驚十五……一一五
蛇系驚十六……一一六
馬蹄驚十七……一一七
驚久成癇……一一七
驚癇經驗餘方……一二〇
掐驚穴法……一二六
脾經之圖……一二九
心經之圖……一三〇
肺經之圖……一三一
肝經之圖……一三二
腎經之圖……一三三
觀色……一三四
經驗灸法……一四五
孫真人錢氏陳氏小兒秘方……一五〇
辨症口訣……一五一
看筋口訣……一五二

蕪湖夏氏小兒科

○病源總論

小兒方術號為啞科口不能言脈無可視惟形色以為憑竭心思而施治故善养子者似养龍以調護不善养子者如牴犢而愛惜憂之愈勤害之愈極作頭温而足冷或咳嗽而不食差之毫厘失之千里此小兒方脈之專門以補几工之不及腸胃脆薄飽食易傷筋骨柔弱風寒易襲父母何知看承施重綿厚衣反助陽以耗陰流歠放飯後敗脾而損胃聞易声見異物失於提防深其居窗其出回於周密未朞而行立喜其長成無事而笑嘻謂之聰慧一旦病生双親心戚

不信醫而信巫，因求藥而求鬼，此人事之不盡，謂天命之如此歟。見氣色先分部位，左頰兮青龍屬肝，右頰兮白虎屬肺，天庭高而離陽心火，地角低而坎陰腎水，鼻在面中而脾為之通，氣觀乎色之所現，知乎病之所起。况脾隱乎唇，肺通乎鼻，舌乃心苗，目為肝竅，胃流注於兩頰，腎開竅於兩耳，爪為筋餘而肝為之運，髮為血餘而腎為之主，脾司手足，腎連牙齒。　臟之或衰，即所屬之失備，能辨形色以挺撞鍾，若脉朕兆，如石投水。齦宣息露，以是牙疳；補露丁奚，叏挨食積；唇乾口渴，腸鳴自利，夜啼分為四症；變蒸過于一歲，心熱口歆言而不能言，脾虛無時而好睡，病後失音者腎怯，咳嗽失音者肺痿肚痛而清水流出者乃虫腹痛而大便酸臭者是積口頻撮而脾虛舌長伸而火熾龜胸兮肺火脹于胸膈龜背兮腎風入於骨髓鼻乾黑熾火盛金衰肚大青筋木強土潰弄舌破唇乃脾臟之濕熱丹瘤瘡疥乃胎毒之流連吐瀉瘧痢乃食積之沉滯不能吮乳者熱在心脾常欹俯卧者火蒸腸胃喜視灯火煩熱在心愛吃泥土痺熱加脾腹痛者寒侵口瘡者熱積臍風忌於一臘火丹畏於週歲驚自熱來癇由痰至吐瀉而精神少者則危瘧痢而飲食少者則瘁驚本心生風由肝至搐分左右兮症有順逆藥分補瀉兮痰有虛实急驚由於積熱之深涼瀉便宜慢驚得於大病之後温補為貴頭搖目竄而氣喘兮

上工莫醫牙禁口張而足冷兮神毋何濟目閉兮無魂狂叫兮多祟
不知吞吐者必見閻罗反加悶乱歸於蒿里此先賢之格言為後人之愛惜

五位所屬

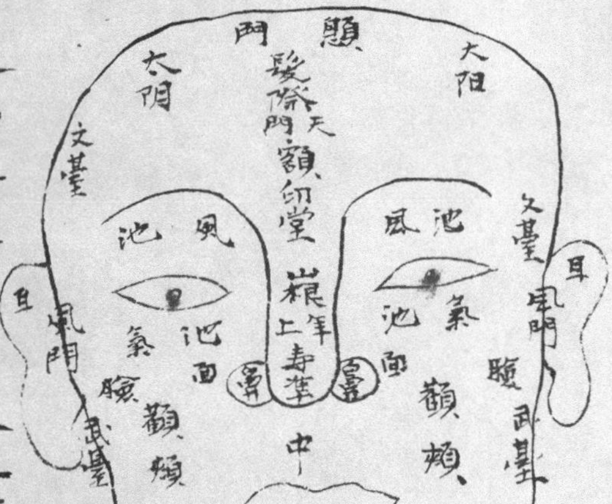

五位青色肝之病主驚積不散五位紅色心之病主驚悸痰喘不寧

五位黄色脾之病主食積痞癖　五位白色肺之病主吐瀉喘嗽

五位黑色腎之病閔手五臟為危症

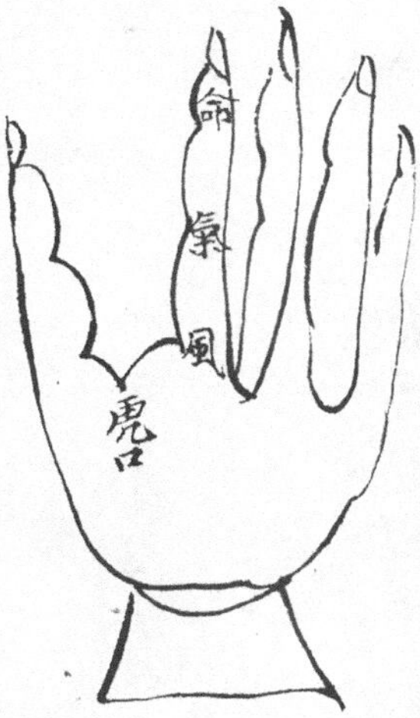

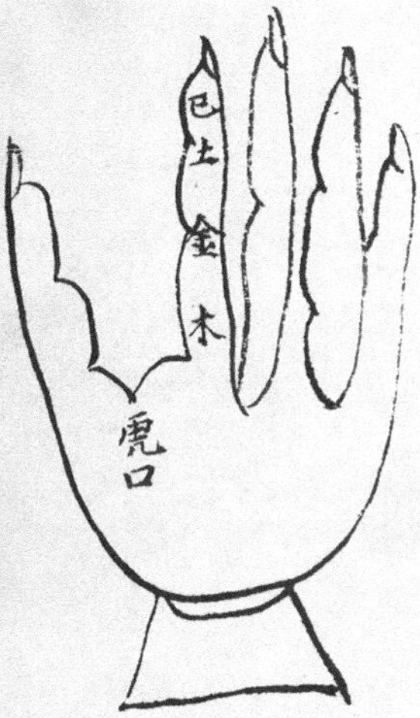

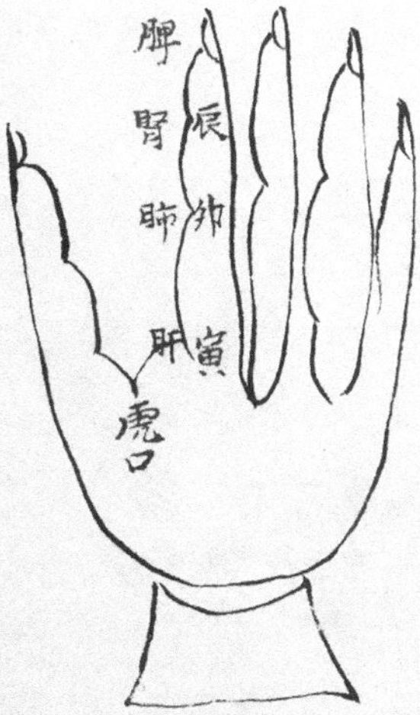

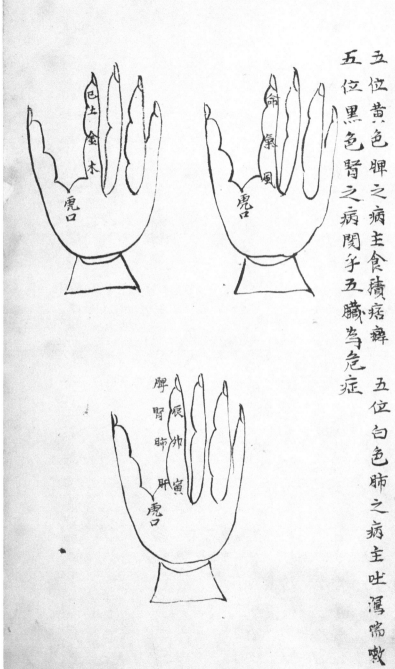

手指關紋

食指第一節謂之風關屬肝應東方木主風寅位見青紋者自正病謂之正邪則風搐拘急實則風搐力大虛則風搐力小脈見赤紋者心乘肝實邪也壯熱而搐脈見白紋肝微邪也多睡身重而搐先當定搐脈見黑紋者腎乘肝虛邪也憎寒呵而搐也

脈傳食指第二節氣關脈位是也屬金辛脈見白紋者肺自病正邪也喘急咳嗽躁則閉之實則喘而氣盛虛則喘而氣少脈變赤紋者賊邪也病主壯熱恍惚多跳虛熱而咳嗽走於肝經脈變青紋者微邪主驚病主眩暈搐搦搐縮關手腎臟脈變黑紋者虛邪也

病主嘔吐泄睡露揚睛欲傳變候、
脈傳食指第三節命關辰位是也人胃屬之人以脾胃為主納五谷
化精液其清者入榮濁者入衛陰陽得此為之稟齋蓋脾主濕自
病為正邪則泄瀉多睡重倦實則泄瀉赤黃睡不露睛虛則瀉白
睡則露睛脈變青紋者肝乘脾賊邪也病主体重壯熱而瀉脈不
赤紋者心乘脾虛邪也病主壯熱而瀉脈見白紋者脾乘肺實邪
也能飲食不大便而嘔嗽脈變黑紋者腎乘脾微邪也病主惡寒
泄瀉但相尅死候不必分乎五色
夫脈者至指尖已位則死脈不治何也蓋人一身根于陰成于陽小

児禀三陽之氣受厥陰風木精而成形質合為純陽之体子乃陽生巳乃陽極六陽為陰孤陽絶矣故言不治之候

常用煎藥丸散加減法

治臍風撮口歌

歌曰

臍風撮口治何如　鈎藤枳壳与紫蘇

防風没藥川芎佐　甘草同煎児可扶

外用風藤与杯牙煎湯頻洗　丸用琥珀散一字金

二通散

歌　二通散内治臍風　大腹延胡蘇葉同

曰　青皮藿香鈎藤佐　白水煎來症可攻

全蝎散

全蝎散内陳木香　南星蘇葉甘草防
姜水煎來臨症服　口禁不乳是良方

治臍溼不乾常出水

紅棉燒灰三分　龍骨煉一分　粡粉　頭髮燒灰各一分
乾胭脂五七分　共為末搽臍

治胎熱諸熱

大黃一兩　黃芩一兩　共為末煉蜜為丸如菉豆大每

至十九寒水調下

加味消遥散

歌曰

消遥薄荷草柴芩　白朮當歸芍藥荊

輕病身熱遺兒患　母服乳兒兩康寧

釀乳

歌曰

釀乳猪澤天花粉　赤苓生地茵陳草

嬰兒患向胎熱病　母服乳兒無煩惱

又

釀乳丁香藿木香　人参曲蘗橘皮良

姜三棗二一同煎服　困腫脾虛子母賞

上

大連喬飲

大連喬飲瞿麦車　旁子山枝赤芍通
歸防芩柴荊草退　諸家热症掃無踪

發热

詩
晝靜夜热宜四物　夜靜晝热小柴胡
曰
晝夜俱劇二方合　芩連丹枝不可無

九用牛黄丸至宝丹牛黄散金花丸如瀉不可服金花丸

治胎黄壯热大小便不通

生地一分　赤地一分　木通六分　天花粉一分　活石二分

為細末每服五分灯心湯下

茵陳湯　治胎黃壯熱

歌、　茵陳湯內四苓湯　生地當歸龍胆帮

曰　甘草天粉灯草佐　胎黃胎旦揔宜常

茵陳五苓散

茵陳蒿与五苓同　竹葉灯心亦在中

治胆最能消湿熱　管教金色退無踪

黃連解毒湯

黃連解毒湯　梔子栢苓帮

錯語乾嘔悪　热極是良方

治胎寒臟寒中寒加減

理中湯

理中參朮草乾姜　壯氣温中効不常
寒自外來兼内蓄　腹痛或瀉用之良

治小兒盤腸内吊盖寒氣壅結兼受驚而得之

匀氣散

匀氣散内丁沉香　枟香木香并火香
甘草姜砂白菓仁　破氣寛胸嘔吐良
桔梗陳皮各一錢回香七分　為末每服一字空心米湯下

治小兒天吊客忤用藥　丸用琥珀散

天吊客忤鈎藤湯　犀角天麻全蝎防
參草姜蚕羗獨活　朱調薄荷与雄黄

鈎藤飲

鈎藤全蝎草人參　犀角天麻六味真
天吊嬰兒時大呌　驚啼潮熱更無侵

治小兒夜啼

小兒心臟神安故夜穩睡若心氣不和邪氣乘之故精神不安故暴驚而啼也有熱有寒熱用導赤散或加麥冬寒用理中湯熱用至寶丹寒用琥珀丸如乘動夜啼加黄柏烏梅煎服如止痛乳香没藥木

香玄胡索五灵脂酒下

導赤散　導赤草稍生地黄　木通苓分要相當

一錢竹葉还加入　熱退膀胱溺即長

理中湯　理中参术草乾姜　壮氣温中効不常

寒自外侵兼内着　腹痛或瀉用之良

鈎藤飲　鈎藤飲参又茯神　芎歸草芍木香親

臟寒夜啼阴發躁　瀉痢脾虚生慢驚

吐症治法

吐者有物有声有冷吐熱吐食積吐傷風吐乳食不消吐又有風痰

吐兼以二陳湯理中湯藿香正氣散為主多加生姜煎丸用定吐紫
刹丸大和餅熱用至寶丹

二陳湯　二陳半夏橘皮停　甘草相兼白茯苓
痰在一身都管領　須憑引藥始通行

理中湯在夜啼門

藿香正氣散　加紫蘇　一名正氣和解散
藿香朴术二陳湯　枳桔家蘇伏棗姜
傷食傷寒兼中氣　中風痰嗽服之強

銀白散
銀白糯米丁　扁豆藿香真

甘草共白朮　胃虛吐瀉寧

益黃散

益黃散內草青陳　訶子丁香五味停
脾胃虛寒來吐瀉　孩兒一服即和平

瀉症治法

瀉症屬濕小兒多因飲食所傷宜分新久施治並以加減四君湯為主食積瀉加神曲麥芽山查肚腹飽悶加厚朴枳實水瀉加蒼朮澤瀉發渴加乾姜久瀉脾胃虛弱加人參黃芪飲食難消化加麥芽神曲乾姜瀉青用四君子湯加陳皮砂仁瀉黃用四苓散瀉白用理中湯久瀉不止服久瀉丸以上瀉症宜服香橘丸熱瀉至宝丹不必分別

四君子湯　四君子用朮參苓　甘草調和国老名
補氣扶元須用此　投之虛症最相宜

四苓散　四苓散內澤猪苓　白朮还同挂茯苓
暑渴虛煩兼止瀉　歌教一服即和平

理中湯方見夜啼類

白朮散　錢氏白朮四君湯　葛藿还須紀太香
不問孩童并老耄　泄瀉作渴保安康

胃苓湯　胃苓平胃五苓全　滲湿和中治法兼
泄瀉四時多用此　香薷夏月更須添

吐瀉治法

吐瀉者乃霍乱之症邪在上則吐邪在下則瀉邪在中則吐瀉交作以藿香正氣散主之上不得吐下不得瀉心腹纏撓言語不定如見鬼神名曰乾霍乱急以鹽湯頻服以通其氣仍服藿香正氣散丸用香橘丸加丁香数粒研入丸内白湯下或姜湯下如有熱症小便赤澁服至宝丹吐瀉胃苓湯加訶子肉豆蔻木瓜天花粉烏藥火煨姜棗煎

藿香正氣散方見吐症類

胃苓湯方見瀉症類

六和湯　六和瓜豆香砂陳朴半薷苓藿草参

霍乱轉筋并泄瀉　服来頃刻効如常神

固腸散

固腸四君加柯子　肉叩砂仁与藿香
吐瀉不止宜煎服　始信医方藥有灵

不換金氣散

不換金方半藿香　配来平胃棗和姜
忽然泄瀉成揮霍　和胃温中法最良

實腸散

實腸平胃木香苓　柯叩姜砂苡味停
厥冷虛寒時瀉痢　通神藥餌定須憑

急驚治法

急驚者牙關緊急壯熱有痰搐搦唇口動藥用清熱消風化痰湯如

牙關不開用開關散清熱消風化痰湯治小兒慢驚風荆防羌草細辛苓升麻芎歸地紫連知柏紅花夏蔓荆姜一風熱俱能清熱不退加姜蚕全蝎天麻有痰加竹瀝驚不止加桑寄生丸藥用利驚丹至寶丹琥珀散牛黄丸牛黄散俱可用

人參羌活散　人參羌独前柴桔　地骨天麻芎枳陳
茯神防風姜蟬草　截風定搐効如神

羌活散　羌活散内前柴胡　荆防升芷有干姜
桔苓車前姜蚕草　痰多白附熱薄荷

抑肝散　抑肝散内有鈎藤　當歸川芎及茯苓

白术甘草為湯使　肝虛風搐用之神

秘旨安神湯

秘旨安神參草陳　茯苓赤芍半味并
酸棗當歸同一劑　心火驚悸有奇能

順搐散

順搐散內有鈎藤　荊芥羌活枳殼憑
防風甘草姜水煎　再加薄荷保安寧

導痰湯　又治驚急咳嗽風痰上壅加防風羌术名祛風導痰湯

導痰湯中二陳全　枳實南星六味看
不独化痰尤順氣　中風須此墜頑涎

角弓反張治法

角弓反張者風客于大陽也其症身強直發热不搐可用柴胡枝子散丸用牛丸黃至宝丹琥珀散消热消風化痰湯亦可用

柴胡枝子散　枝子清肝柴牡丹　芎帰参芍草牛旁
白水煎來治寒热　肝經三焦亦能好

柴胡清肝散　柴胡清肝黃芩参　連翹桔梗与芎枝
甘草煎來共八味　胆肝三焦热能清

慢驚治法

慢驚之症或久病脾虛或服寒涼之剤傷其脾胃其症四肢冷昏睡露睛可用实脾散丸用一字金琥珀散如未發慢驚要睡吐舌搖頭

面青額有汗用截風惺脾散姜煎

实脾散　加天麻蟬退全蝎姜蚕生姜名截風惺脾散姜煎

醒脾丁霍四君加　更配冬瓜子砂縮

上白南星安可少　風虛霍乱保嬰誇

治小児上吐下瀉急危症

火香二分　丁香四分　半夏一分姜汁炒　白米粉五分　蓮肉一分

干姜二分煨　白术一分　陳皮五分　白扁豆炒五分

共為末神曲糊為丸如芡实大如吐煨干姜湯下如瀉米湯

下吐瀉交作米姜湯下此方極効甚用香橘丸

治小兒傷食肚腹膨脹腹痛

青皮　枳实　蘿卜子　砂仁　山查　厚朴

雞肫皮　香附 各五分　白术　尾撈子 各一分　半下 三分

共為末糊丸菉豆大每服二三十丸紫蘇湯下寒姜湯下 此方甚用香砂丸

香橘丸　治小兒久瀉吐痢脾虛冷熱不調傷食積滯作瀉及內傷

白术　茯苓　陳皮　青皮　厚朴　山查

一方有麦芽每木香家

青木香　肉菓 麵包煨　三稜 各二分　砂仁　人參　神曲

香附　山藥　莪术　火香　甘草 各一分

共為末煉蜜為丸如圓眼大每日空心服一丸米飲調化服如治

治吐每一丸加丁香二粒為末和前藥用米飲加姜汁一匙送下如治積痢每丸末一丹加木香一分黄連一分米湯下或白姜湯下如治瘧疾每丸末一丹加五苓散末一分米湯下

固腸丸　治小兒久瀉不止諸藥無効服之則止

白朮土炒　炙附醋炒　肉菓面包煨去油取霜各一丹　粟殼醋浸炒　乾姜煨各五分

五味子蒸　木炙三分　訶子去核取肉以醋一丹　共為末酒糊為丸菉豆大每服二三十丸米飲下

一方有半夏藿香

定吐紫金核　治一切吐

人參　白朮　丁香　木香　半夏姜炒　火香各三分五分

白豆叩一分　共為末姜汁打糊為棗核大沉香硃砂為衣每服一丸棗湯化下

款花散　治咳嗽痰涎

百合　貝母　桑皮蜜炙　天花粉　杏仁去皮尖　陳皮

款冬花　紫菀各一兩　五味子五錢　胆星一兩五錢　薄荷三錢　石羔七錢

天門冬一兩去心　共為末每服一錢姜湯下

利驚丹　治小兒驚風痰喘急氣感冒風寒咳嗽有痰者

胆南星　防風一　枳殼　天麻帛包煨　半夏姜汁炒　桔梗各二兩

硃砂三錢　雄黃三錢　白附子十四個去皮　薄荷葉炙三錢　姜蠶炒去絲三錢

一方有大黃四錢巴霜三錢
礞石三錢硝煅金色
全蝎一兩个薄荷製

共為末煉蜜為丸如菜子大硃砂五錢為衣一二歲服二

分大者三四分　如瀉不可服　驚風痰喘氣發搐姜湯下

傷風咳嗽葱姜湯下　此藥將一半為細末若痰在上膈用末
仍加巴霜一錢姜湯下吐痰　按此方乃通利之劑大便实小便
黄宜服大便瀉小便清只宜服至宝丹一字金抱龙丸

牛黄丸　治小兒心經蘊熱两腮紅如胭脂手足心常熱唇乾口燥
亦治急慢驚風發搐及吐瀉後生風

牛黄三分　天竺黄二錢　胆南星一錢　人參　姜蚕　防風各錢
天麻五分　玉金　冬瓜仁各三錢　全蝎十四个　茯神　乳香
硼砂各二錢　射香一分　共為末煉蜜為丸芡实大用荊芥
薄荷湯下吐瀉生風用陳米湯下

琥珀散　治小兒急慢驚風痰涎昏昌目瞪搐搦驚吊腹痛及和順痘瘡小兒驚哭眠卧不安入口立效驚癇常服永除根本

胆南星　白附子　乳香煅　蟬退　赤石脂煉　天麻

姜蚕炒　全蝎十四个　各一錢　茯苓　山藥各一錢　琥珀三分　牛黄二分

射香二分　片腦五厘　共為末二三歲服五分薄荷湯下　慢驚加附子少許

一字金　治小兒風痰咳嗽驚風有熱

南星一兩用白凡一兩入水內浸一七晒乾切片　白附子二兩　共為末加辰砂三錢驚風金銀煎湯下一字　有熱薄荷湯下　咳嗽五味子煎湯下

夏月加硼砂三錢冬月加川烏三錢

至寶丹　治急驚發熱霍乱吐瀉腹脹小便赤澁腹痛赤白痢疾重後

七氣湯　益智　三稜　桔梗　黄芪　木香 各五分

蓬术　陳皮　青皮 各一錢　甘草　甘松 各三分　茯苓 二錢

共為末听用

妙香散　南木香 三分　遠志 二錢去心淨一錢　射 五分　人参 一分　山藥 一錢

粉甘草 一錢　白术 一錢　硃砂 二分　共為細末听用

六一散　滑石 六錢甘草水煑　甘草 一錢　共為末听用

配合法　前七氣湯末藥五分妙香散末五分六一散加胆南星

一分共和一処煉蜜為丸如龍眼大硃砂為衣　霍乱紫蘇湯下

小便赤澁不通車前木通湯下　赤白痢後重泄瀉陳米湯下

發熱灯心薄荷湯下　腹痛姜湯下　急驚薄荷湯下

牛黄散　治小兒上焦臟腑秘結及治傷寒發狂

黑牛胆一枚將天花粉不拘多少裝在胆内陰干用時研為末吖

（一方加硃砂少許）

用發熱痰喘蜜湯下每服一分

肥兒丸　治小兒疳積肚大發熱瀉痢

沉香　黄連　芦荟　神曲　木香　檳榔　肉菓

蓬术　蕪荑各一分　史君子　胡黄連各三分　三稜一分五　龙胆草五分

共為末猪胆汁搗飯為丸菉豆大量人大小加减米飲送下

布袋丸　治小兒諸疳面黃發熱肚大飲食不門肌肉髮直（枯豎並皆治之）
人參　白术　茯苓　甘草　蘆薈（各五分）蕪荑　使君子肉（炒各五分）
夜明砂（去土淨洗過二錢）　共為末米糊為丸龍眼大每用一丸以絹袋盛
煮精肉四两將藥提起懸於當風處以肉并湯與兒徐徐食之以
藥盡為度　按此法乃食治之法不過藉肌肉潤之以豬肉耳肉
有蕪荑作氣恐小兒胃氣虛弱者聞之即嘔反傷胃氣不若將精
肉四两煮熟切片焙干為末入前藥內為丸菉豆大以豬肉湯與
兒送丸藥尤妙
金花丸　治小兒咳嗽發熱傷風咳嗽血熱血崩熱毒並皆治之

黃連　黃柏　黃芩　梔子各八兩　大黃九蒸九晒三兩七錢五分

半夏三兩　桔梗四兩　共為末清水跌為丸菉豆大硃砂為衣每服五六十丸發熱咳嗽苦茶送下傷風咳嗽姜葱湯下瀉不可用

香砂丸　治小兒乳食停滯肚腹膨脹痛不思乳食內傷

陳皮二斤四兩　茯苓　甘草各十二兩　厚朴半斤　蒼朮一斤半　蓬朮　三稜

麥芽　山查　香附　砂仁各五兩　白朮一斤二兩

共為末煉蜜為丸菉豆大清晨米湯送五六十丸腹痛姜湯下

針砂丸　治黃積專治痞積同前金花丸可治痢

針砂一斤醋煅七次　三稜　草烏　青木香各四兩酒浸者佳　皂丸煅赤一兩

共為末醋糊為丸菉豆大每服四分米湯送下忌生冷烏麦粉

救苦丹　治浮腫赤白痢疾心疼

白朮　茯苓　柴胡　黄連　厚朴各五分　良姜　雄黄

牙皂　胡椒各五分　大附子三分　巴霜二分　石菖蒲　當歸各八分

紫菀　桔梗各七分　人參　官桂　硇砂　呉茱萸各三分

右為末煉蜜為丸菉豆大　治浮腫用連須葱搗爛泡湯入桑

皮陳皮大腹皮共放葱内泡露一宿去査服丸藥四分忌生冷

臭面鹽十日後炒用　赤白痢甘草紫蘇湯下　心疼茴香湯下

青荷散　治赤白痢

取小青荷葉不拘多少為末每服一分赤痢蜜糖下白痢砂糖下

大和餅　治小兒吐瀉交作及腹痛傷食肚脹

人參　陳皮　砂仁　火香　木瓜　白豆叩　神曲各五分　甘草

甘松　山查　占米　蒼朮泔水浸　厚朴　白朮各一分　丁香　乾姜各三分

共為末煉蜜為丸或末飲糊為丸為餅末飲調化下或吐姜湯下

治口瘡及牙瘡

用倍子一個鑽一孔入明白在内水湿帋包煨存性加冰片少許

為末搽之吹入亦可

灵棗丹　治瘧疾

全蝎十四个去尾 常山一分 丁香 紫蘇各五分 黑棗五十枚 水酒二碗同藥煑棗數十滾取起晒干与兒食一二枚 蓋此棗与兒食是畏藥也

磨積餅 治小兒諸癖驚癖吐瀉癖積虫積食積肉積諸癥等積皮黄骨瘦肚大青筋不時潮熱口吐蛔虫不時肚痛腹痛心痛口吐清水飲食不進等症小兒無病可以常服百病不生其藥如神

活五谷虫一斗 癩蛤蟆二十個放入大磁缸内蛤蟆打死与五谷食尽缸上面蓋之过七日外撿去蛤蟆皮骨將虫清水内漂尽一日一夜尽為度用新瓦焙乾黄色以香為度為末听用

五穀虫十兩　夜明砂水淘淨　史君子肉　山查　麦芽

神曲各二兩　茯苓　山藥各一兩　蓮子肉四兩泡去皮心

共為末用白糖四兩將麦冬薄荷各四兩煎湯為劑作餅或丸

芡實大每日早晨服六七餅常与兒當菓子食之能長肌肉百

病不生極好

痘不起發欲死者并痘虛寒灰白陥頂不蒸發者神効

鳳油擦根頭取白虫三條　此虫夏春秋在梗冬月在根

牛蒡子一錢　人參一錢　黃芪一錢　若氣虛各二錢　川芎一錢

川歸一錢　如血虛各二錢　熱加冬青子　冷加肉桂　姜各五分

或一分　用好酒二盃煎至一盃去渣澄清入韭汁服小兒不
肯服藥独用此韭汁入酒服如不飲酒者入粥湯內食之皆効耳

水火散　治小兒霍乱吐瀉轉筋

胡椒　豆粉各一分四分　共為末每服小者三分大者五分井花水下

小兒急慢驚風

牛黃五厘　辰砂一分　用蝦蟆胆為丸如蝦蟆者取一半胆如小者
一二个胆如急用時無胆以人乳待之目閉乃閉姜湯下目開乃熱薄荷湯下

臍風方

牛黃　硃砂　雄黃　射香

各等分為末加蟬胆為丸芡实大每用一丸胞衣調一分下

廿

芦茇散　治小児大人久嗽不止諸般咳嗽服之神効

欵冬花一两五分　白石羔煅一两　粉草炙一两　鵝管石煅一两　佛耳草一两

肉桂五分　細辛五分　共為末用竹同吹入喉中三五分淡水送下

神應稀痘萬灵丹

治痘疹黒陷並症不起百發百中未出痘之先服之其痘必稀併

治腫毒如神

纏豆藤　臘梅花　嫩絲瓜各四两　白梅花　桃花　蒲公英

血見愁　独脚蓮　兎耳草名維陽草　金線重楼　半边蓮　七葉黃精根各一两

葫芦緑四两　蟬酥三分　牛黃五分　麻黃一两　紫草二两　白附子

川山甲　全蝎　蟬退　姜蚕　雄黃一分　青竹蛇

鳳油條虫焙干各五錢　硃砂一分　用麻黃　紫草　升麻　荔枝殼各一分

水煮硃砂雄黃一日夜取起研為末加前藥和勻加射香一錢仍將前原汁為丸如不足加煉蜜丸之如兎屎大五歲以上者服二丸五歲已下者服一丸十三四歲者服三丸或五丸用敗毒散煎湯調下取一汗為度看耳後男左女右筋轉散者或稀少者即解

8

起死迴生万應灵仙丹

羊胎無毛者以綿紙包二三層再用紙肋泥固羊胎包煉紅存性為末每一兩用硃砂二錢　雄黃一錢六分　射三分　共為末所用其硃

砂雄黄煑用紫草一赤芍　歸尾　菉豆　防風　荊芥　麻黄
葛根　升麻　川芎　人参　荔枝壳　甘草節　牛蒡子
紫蘇　黄連　紅花　連喬　天花粉　鉄馬鞭　羌活　独活
黄芩　沙参　各三分水煑汁煑砂雄一日夜配合前藥一料以
三年饅頭煑汁打糊為丸每重二分者每服一丸用清明酒油
調下如無酒漿亦可看氣不足加參芪湯送下血不足加歸身
地黄同煎服如一飡一碗粥時死者立活陷者立起黑者紫者
立紅活百發百中

8 鴉雛丸　用將哺出壳的鵯子一箇与前方同製法照前製度配合

為丸如法用時一樣立驗如神

作

急風慢風慢脾風總論

小兒急慢驚風古所謂陰陽癇是爾急者屬陽陽盛而陰虧慢者屬陰陰盛而陽虧陽動而躁疾陰静而遲緩其始也皆因藏腑虛而得之虛能發熱熱則生風是以風生於肝痰生於脾驚出於心熱出於肺而心亦主熱天官瘈瘲注云肺氣熱心氣次之驚風痰熱合為四證四證已具八候生焉搐搦掣顫反引竄視曰八候凡搖眼搓頭張目出舌唇紅臉赤面青眼青唇青瀉青太陽髮際印堂青筋三關虎口紋紅紫或青者皆驚風狀也大抵熱論虛實証別逆順治有後先蓋實熱為急驚虛熱為慢驚慢驚本無熱所以發熱者虛使然耳急

驚屬陽用藥以寒慢驚屬陰用藥以溫甚不可以陰陽無別故曰熱
論虛實者也男搐左視左女搐右視右男眼上竄女眼下竄男握
拇指出外女握拇指入裡男引手挽左直右曲女引耳挽右直左曲
凡此皆順反之則逆亦有先搐左而後双搐者但搐順則无聲搐逆
則有聲其指紋形勢彎弓入裡者順出外者逆出入相半者难痊目
屬肝肝受風熱則目直視或上竄或兩背頓搭若無臉赤心煩熱
之症却不發搐必挾心熱則肝風心火二者交爭而發搐也但竄視
直者與 瀉青丸 更加發搐者以 導赤散 兼之大抵肝風心
火乃急驚受病之處 瀉青丸 去肝風 導赤散 瀉心火 幼幼

新書以為要訣故曰症別逆順者此也陽症陰脉赤反熱盛生痰痰盛生驚々盛生風々盛生搐治搐先於絕風治風先於利驚治驚先於豁痰治痰先於解熱其四症俱有又當兼施並理一或有遺必生他症故曰治有先後者此也綱領如此若析急慢脾風而言之則暴烈者為急驚沉重者為慢驚而慢脾則重而深矣急驚之候牙關緊急壯熱涎潮竄視反張搐搦顫動搦者十指開合唇口眉眼眨引頻併口中熱氣頰赤唇紅大小便赤其脉浮數洪緊蓋由內有實熱外挾風邪心家受熱而積驚肝家生風而發搐肝風心火二臟交爭血亂氣并痰涎壅塞所以百脉凝滯關竅不通風氣蕃盛而無所泄故

暴烈也治法大要用藥有序通閉以後且與截風定搐痰熱尚作迺
下之痰熱一泄又須急與和胃定心之劑如搐定而痰熱無多則但
用輕藥消痰除熱可也然急驚須當下切不可過用寒涼及銀粉巴
硝輩湯滌太驟 水銀 輕粉 巴豆 芒硝 鉛霜 蟾酥
腦麝 等劑醫家不得已而用之僅去痰即止或不當用而用或當
用而過焉往往由此成慢驚矣下痰熱不必用銀粉巴硝但能斟酌
大黃可也欲下之法須當審問前人已下未下或曾經吐泄否已下
及吐泄者不可再下但驅風化痰消熱而已大約痰熱十分且泄其
三之二下劑中須以枳殼菖蒲寬氣通心之類佐之蓋急驚惡候一

時治之不可寬緩稍緩則症候轉深若一時体認不明又不可妄施
藥餌　截風定搐先与通関嚏驚輩次則　人参　羌活散
截風丸　一字散　陽癇散　搐風湯定搐散　瀉青丸　木通散
清寧散　阿膠散　以意擇用　下劑有三　稍重下則用揭風湯
朱砂丸　疎風散　柴胡加大黄湯輩　重下則用　青金丸
天麻丸　芦薈散　牛黄涼膈丸　青金丹　王監驚墨丸輩下後
和胃助氣加　生氣散　銀白散　茯苓二陳湯　異功散　天麻
蘇合香圓　參苓白朮散　醒脾散　之類皆可選用　定志寧神
則以　定志丸　温胆湯　定心圓　百枝膏〻与之他如

太乙保生丹　聚寶丹　蝉蝎散　不冷不熱袪風鎮驚之劑又當繼此以防其再發也下之後諸症猶存者未易痊愈更勿再下當作慢驚理之其有搐搦叉張斜視而牙関不緊口無痰涎者未可直指以為驚風恐是傷風傷寒傷食成三等症或夾驚而成如錢氏假搐之說傷風夾驚神困昏悖頭疼氣麄先用人參羌活散惺惺散消風散兼微取其表次與天麻防風丸傷食夾驚身熱温壯或吐不思食大便酸臭先用人參羌活散加青皮紫蘇取衣消積次用驅風鎮驚之劑　凡搐搦者不可把握但扶持之否則風癎逆入經絡遂使手足拘攣以成癈疾此治急驚之大要然也

慢驚之候或吐或泄涎鳴微喘眼開神緩睡則露睛驚跳搐搦乍發乍靜或身熱身冷或四肢熱或口鼻冷氣面色淡白淡青眉間或青或黯其脉沉遲散緩蓋由急驚過用寒凉或轉下太驟傳變成之文有吐利不止而成者有氣虛暴吐瀉而成者錢云夏月脾胃伏熱大吐泄者當辨暑熱不可專曰固腸有臟腑虛洞泄成者風邪入於腸胃故大便不聚而泄有久痢氣脱成者有下積取泄成者有吐血泄血成者有感風不解誤藥成者有傷寒傳變陰症成者有得之久嗽作癇者有得之發癇不已者有得虫積衝心者有得卵腫疝氣腹痛者其或日夜汗出脾困多睡煩躁引飲四肢浮腫大小便閉毋

瘤腫毒龍帶纏腰走馬急疳並傳慢候惟吐瀉積痢成虛致之則症
變甚速纔經吐瀉便是慢驚須用溫中扶裡或搐來緊急乃慢驚初
傳尚有陽症不可誤作急驚用藥世言搐慢為慢驚非也若泥此往
指慢脾為慢驚矣凡慢驚男子以泄瀉之為重女子以吐瀉之為重
治法大要須當審問源流不可緊曰慢証如吐瀉瀉之則先與
理中湯加木香五苓散利水臟腑洞泄瀉之 朮附湯 下積取轉
瀉之則先与 調氣散 外感寒邪瀉之則先與 桂枝湯解肌湯
輩其他可以類推之然慢驚雖屬陰亦須準較陰陽虧盛淺深如何
不可純用溫藥及燥烈太熱之劑惟於生胃氣中加以截風定搐如

全蝎　花蛇　薑蚕　白附　天麻　南星　輩為良○方傳慢候
而尚有阳証者○八候尚在，不必回陽，但与截風調胃，可冷可热，均平
陰阳而已○　太一保生丹　聚宝丹　蝉蝎散　神保既濟丹
来復丹○　王氏惺惺散　大醒脾散　温白丸　可選用之○　若阳
虧阴盛，痌已傳過，純屬慢驚，無搐掣叉引竄視之症，而但昏沉者，与
星香全蝎散　定命飲　四聖散　烏蝎四君子湯　天南星散○
烏沉湯　沉香散之屬　若手足冰冷者，方可回阳用硫黃、附子。
慢驚下痰，身煖者　天南星丸　蘇合香白丸子　痰盛者　神保
既濟丹　礞石散　虛甚而不可下痰者　灵脂丸　七珍丸　如

腦射艮粉巴霜寒凉通關利腸輩一切禁止射雖溫然性屬陰能化
陽通腠其有陽已傳陰或者不知但見引搐誤用腦射艮粉及寒凉
輩又爲慢脾陰逆若慢驚之候其眼半開半合則當預作慢脾風調
理之於斯時也陰氣易盛陽氣易微時刻少延則藥力不及須併投
藥則勢又不可緩進一二劑須審有無傳變稍安則和平爲愈勢篤
則以剛劑投之此治慢驚之大要然也慢脾風之候面青額汗舌短
頭低眼合不開困睡中搖頭吐舌頻嘔腥臭噤口咬牙手足微搐而
不收或每令身溫而四肢冷其脉沉微陰氣極盛胃氣極虛十救一
二蓋由慢驚之後吐泄損脾病傳已極揔歸虛處惟脾所受故曰脾

風若逐風則先風可逐若療驚則先驚可療但脾間痰涎虛熱往來其眼合者脾困氣乏神志沉迷痰涎凝滯然爾世所謂慢風難療者慢脾風是也然慢脾一名虛風凡小兒或吐瀉之後面色虛黃大勢虛損若因虛而發熱纔此必得慢脾風終見搖頭斜視以手摸人昏困喜睡額上汗多身亦粘汗其聲沉小而焦則是脾風之症不必皆由急慢風傳次而至又當識之治法大要生胃回陽 黑附湯 川烏散 金液丹 白丸子 各半生附四君子湯可斟酌用胃氣漸復則 異功散輩溫平而調理之如 蝎附散 陰癇散 靈砂 震靈等亦可參用若其眼半開半合手足不冷症候尚在慢驚則勿用

回陽　或已入慢脾而陽氣未甚脱者亦不可用硫黄附子瓦脈回陽湯劑手足漸煖者仍以　醒脾散等繼其後以調之　慢脾下痰難者　神保既濟丹　白姜奈丸　重者辰砂膏甚則七宝妙砂矣慢驚慢脾逆惡証候諸藥不效者如有太衝脉則取百會火灸之此治慢脾風之大要然也雖然小兒有病問之則幼不能言望之則易驚易喜診之則或揚或動自六歲以下黄帝不載其說者以其难也又况驚風一科古無全書則尤為难如前所云固足以知三症之詳矣至於辨析体認通變之際有言而不能尽其蘊者可不深加之意乎驚風一也痓痙癍癇辛中天癇撮口亦風之種類焉　痓音手足之

氷冷痓者牽身僵仆痓痙本一病當以陽剛陰柔别之剛者有汗柔者無汗肢体強直腰身反張甚於風癇大抵不治癇者目瞪涎流神氣欝勃四体不收沉默昏潰似死似生其声心吽身軟時醒有声者爲癇身強不醒無声者爲痓痙亦治驚遇咬牙啼吽者須与通心行小便剤癇亦多種錢氏有牛羊鷄犬猪之說大抵以風驚食三証别而治之　中風者五臟各有脉証随五臟腧以施灸法與大科則同時小二分剤耳天弔者身体壯熱翻眼撑精手足搐掣其狀如魚之上釣又内釣腹痛多啼唇黑陰腫傴僂反張眼有紅筋斑血乃寒氣壅結兼驚得之撮口者一臍肉之寫癖臍風胎風鎖肚吊腸卵疝俱

牛羊鷄犬猪之說係千隱論

非

至撮口盖風入心脾故令小兒氣促口撮如囊而不乳也其有初生百日頻頻吐哯呵來噴去腫裡多驚眼畜肚脹手足緩急煩燥多啼者當作胎驚風理之　又有變蒸亦發微驚不治自愈又瘡豆欲發亦或搐掣如風但鼻冷脚冷尻冷耳後有紅脉赤縷者必是瘡痘之証　戒不可以腦射開腠及艮粉巴霜硝轉下而氷壓之是亦折之不可不審也至若眼痛無光白睛灌人爪甲青黑四体垂嚲一臟氣絕不可勉強下藥面赤如緋面青背冷頭目仰後足冷目青腹脹胷高手拏胸膈唇舌鼻黑魚口氣粗顖腫顖坑啼哭無淚冷汗不止汗出如珠如油眼青瀉黑血悶涎人心肺噓舌出口咬人五硬五

收

軟五冷　五乾皆惡証也急驚眼睛翻轉口中出血兩足擺跳腹肚搐
動或　神緩而摸体尋衣或　証羆而神昏氣促噴藥不下通關不嚏
心中痛絕思大叫者难愈慢驚四肢厥冷吐瀉加嗽面黯神慘胃痛
鴉声兩腸動氣口生白瘡胃閉損也髮直搖頭眼睛不轉涎鳴喘噎
口眼手足一边牵引者难痊慢脾身冷粘汗直卧如尸喘嗽頭軟大
小便不禁背毋口噤頭搖者最难為力或者慢驚欲絕之特虛痰上
攻咽喉引氣呼吸粗大脉未浮數是謂陰盛陽強錯認陽氣已復直
与峻藥下痰〻隨藥下氣隨痰絕人以医殺咎之此則不識覆燈將
絕之証雖不下藥亦無生意矣又有喉中痰涎声如拽鋸一兩日間

但閉目不開者此為虛候之極虛痰能養其氣然也凌遲下痰亦未
可保姑以蘇合香丸子輩與之他如急驚安靜之後兩日再發面
色變易又三四日定而復發其後遂延必至沉重若急驚證候從知
定搐不去驚熱纔見搐定遂指為安未幾復搐是為過街候若慢驚
候證藥脈已痊尚虛之數日未省者或妄攻之則前功盡廢是體認
之不可不精也其或傷風傷寒傷暑傷濕傷食停積痱勞煩渴盤腸
肚痛諸瘡疳證皆因之而發風須當体認隨其症療其病正病去則
風自去矣按錢氏方小兒發搐身熱喘急目斜露睛四肢逆冷李醫
槩以定驚搐一劑與之殊無主对錢遂别之曰發搐為肝實身熱喘

卅

急爲肺虛目斜露睛爲肝肺相勝四肢冷爲脾虛治法先用益脾補肺胃氣稍復然後瀉肝涼驚而安一證直視而不能食或謂神崇使然錢知其爲肝旺勝脾與之瀉肺而愈一證吐或利小便过多以致脾虛不食錢用益黃散作効已經數日仍不語衆医類以失音湯劑主之竟無寸効錢氏用地黃丸數劑補腎於是能言所以然前乎清利小便太過遂使脾腎俱虛雖已補脾而尚虛故耳至論肺虛痰実治法當下故下之必先益脾然後瀉肺經云欲瀉其子先補其母此錢氏要訣錢氏方瀉青丸瀉白散導赤散瀉黃散宜風散乃瀉五臟藥益黃散白术散阿膠散地黃丸皆補五臟藥心中驚热清心而

熱不退則与之助胃胃不虚則熱不生或胃虚不食又且大小便难
則不為之疏利蓋利之則胃愈虚而身心冷其有傷風寒而吐瀉者
欲止吐瀉不時温脾須以發散之劑先之風寒散而吐瀉自止矣不
時此耳小兒平常服藥過多頑坑臟腑調和之劑不愈則易之以攻
擊固守之劑太过則時守而疏利主治在我不可不開源流不可偏
狥病家所欲圓机達变消息輕重而應之是通变之不可無法也大
槩小兒臟腑柔嫩易實易虚易冷易熱兒有大小壮弱病有輕重淺
深所貴乎目視指切意度心維箋權藥衡斟酌對治用之得中為上
矣

養護失宜令子疾夭

夫嬰幼之生不过精氣觔骨血肉而已稟之厚者觔实則力堅骨实則早行血实則髮多氣实則病少精实則耐寒肉实而体肥稟之薄者則肌体虛羸髮稀氣怯精神短少骨痿行遲而無力是故古人姙娠不惟有胎教之方而養育更有調護之度故子多寿考而終命也今時嬰孩屢有羸弱善於疾病者何哉蓋今人胎教既无其方而養育又失其度暑夏之時恐其热也便食水漿瓜菓之類殊不知夏月伏陰在内以寒遇寒釀成濕痢而慢脾驚風之患起矣嚴冬之時恐其寒也便衣以裘綿暖帽之服殊不知孩体純阳而頭本諸阳之會

陽火從頂而升則子之神氣清舒何疾之有惟其厚被包裹使尤鬱而痰生則急驚之患起矣不特此也母子血脈相為流通情慾飲乳体脉相應有等乳母不戒七情不節飲食故多遺病於子也且未能飲食以肥甘雜以酒菓厚味致傷脾胃令子起乎驚風癖痢之患亦故從出甚則不起之候皆由於此也育嬰者可不慎哉不然則亡羊而補牢見兒而顧犬鮮有不為失宜者矣

詳辨

論嬰幼有五等之分百日内曰赤子一週二歲曰嬰兒三五歲曰孩兒六九歲曰小兒十二三歲曰幼稚子男至二八而精液通女至二

七而天癸至始曰成人也然男髫女齔男八女七歲更髮換齒之後平脈七至八事稍識尤易調理惟赤子嬰孩脈無定息語言不能望之啞科或養護失宜則驚癇諸患作矣然諸患之症驚癇為甚乃嬰幼最惡之患也至於成人方得免耳其或稟受不足者尚且有之是故不可無治法治法何如如彼嬰孩難於問切以男左女右手虎口食指節紋辨分三關一曰寅關二曰卯關三曰辰關如寅關裡脈紋不過於卯關者其病無咎若連卯關者雖重尚可治也若三關脈紋通過者病將危也或脈紋侵過三關而無患者或三關無脈紋現而有病者何以别之必須觀其氣色乃可知焉蓋面乃為諸陽之首而

五臟形色皆現於面也目直視現物不轉睛面慘黃而洒淅惡熱者乃脾經之病也名曰慢脾驚最惡之候兩顴頰赤精神恍惚發熱如火乃心病也面帶慘白眼珠光而無神大便泄瀉洒淅寒熱者乃肺經之病也眼鼻唇四青暗憂々不樂寒々熱往來乃肝之病也面帶黧黑神思昏々腰疼咳牙畏寒戰慄乃腎之病也凡嬰孩有病面色光澤者吉面如煙霧騰々偏紗窓照鏡者凶故善育嬰孩者常現眉心若有青黑之色乃驚生於內急早治之上眼胞青黑侵过眉心者淚堂青黑侵过鼻梁者上下眼胞赤脉乱紋侵过鼻兩顴骨者黑色如黎班罩过目者皆不壽之子也其然如此豈無治之々法乎故必詳

办明白难一例而推焉间有婴幼忽然大叫一声倒地就死强直不醒或角弓反张此乃火炎助痰谓之急惊发之时纵有灵丹口不能进难以复甦若能用拿掐之法十可全於八九者也盖此法活於婴幼与治大人畧同然大人经络已备荣卫已实遇急可以针砭而甦婴孩元气未充体质脆弱不堪针砭此法代焉於中有板门横门推出擦入之功又有三关六腑除寒退热之要者之於后一展可知大抵理有详办病有深浅其间或有隐而不发之奥在颖悟者可类推也

非

○浮属火外通心与小肠五心烦热头昏往後掣即从浮筋掐之 ○阳

屬木陽火若旺主汗太重即將陽筋捕之轉涼純陽人木也　心屬火五大生氣癀氣相攻即將腎水一冲天門入虎口將小指揉之交背浮筋捕之又將陽火一熱癀氣即散也　摠筋屬土以應脾胃諸筋摠五行皆註俱在此筋捕之眼望上將摠筋捕下眼望下將此筋推上　陰屬金肺生寒水主身之涼陰不干陽〻不干陰自無交背　腎屬水以應五臟之水取水在心不上不下浮筋相合自無交背陰陽要相應

看手指能知五臟六腑
覌紋形決断生死吉凶
指食初節名風關脉見
斯關治不难二節氣關
冝速治命關脉現不能
安
春青夏紅秋白冬黑
五行五色應時而治
男人子前午后推上熱退
下凉女人子前午后推上凉
退下熱板門推上横門止吐
横門推上板門止瀉
嬰孩驚症左右手
揉掐工夫要兩全

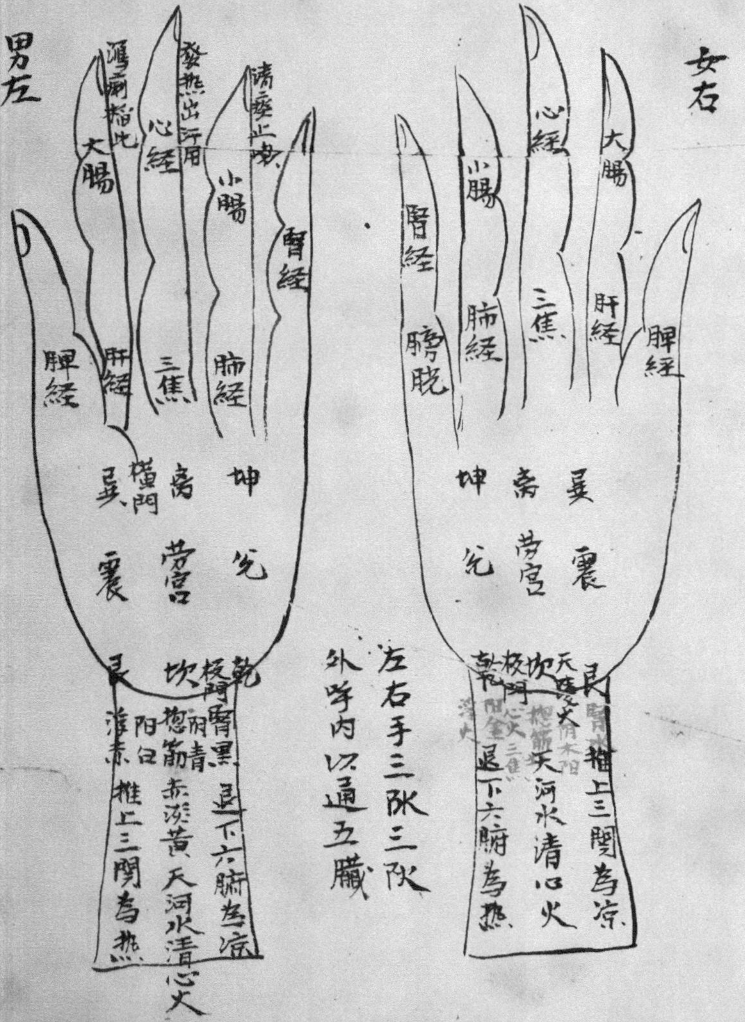

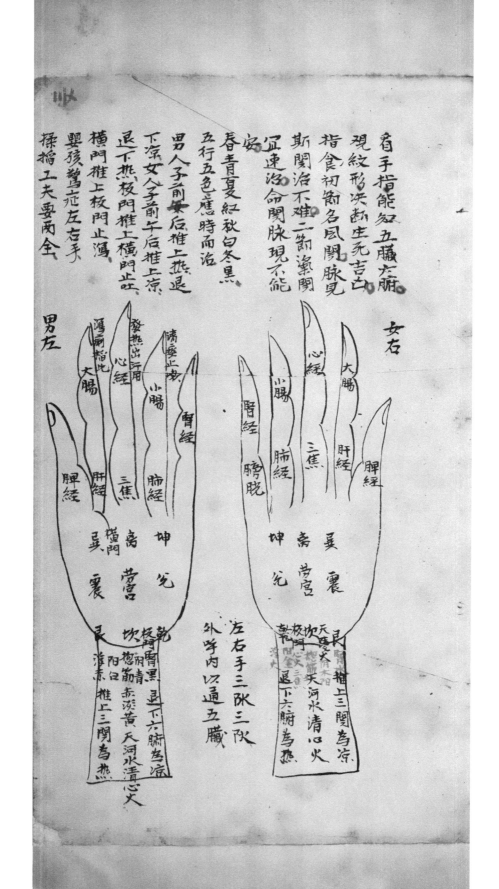

心經有熱作痴迷多運天河病最宜肝經有風作滯痺推動脾土病
即離脾經有病食不進多推脾土効能應肺經咳寒咳嗽多可把肺
經久搓摩腎經有病小便澁若推腎水即救渴胎經有病口作苦只
從妙法推脾土大腸有病瀉泄多可把大腸久揉摩膀胱有病作淋
病腎水八卦運天河胃經有寒嘔逆甚脾土肺金能救命三焦有病
生寒熱天河六腑神仙訣命門有病元氣虧脾土大腸八卦推十二
經中病如此依經拿掐運推止

凡有驚搐不知人事昏迷者急掐男左女右手中指頭一節若舌頭
伸出者決死若咬而知痛者決生又將中指往下到上或又昏悶者

急將足後跟咬之即醒又法掐足中指先熱後寒是陽干陽先寒後熱是陰干陰凡掐後撐先有痰傷　凡看鼻尖筋白或五六筋黑者可救若下黑上白者难救青白紫上無名指三關难治上中二關易治凡看鼻梁上筋到天心下者或到横紋者皆可救之到坎难救青白筋直上印堂者易治斜行左右兩眉內屬坎離二卦难治

食指三關脈紋

風關寅宮
氣關卯宮
命關辰宮

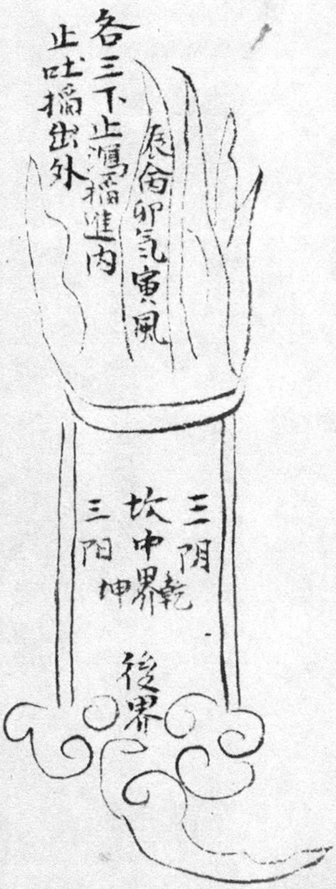

流珠

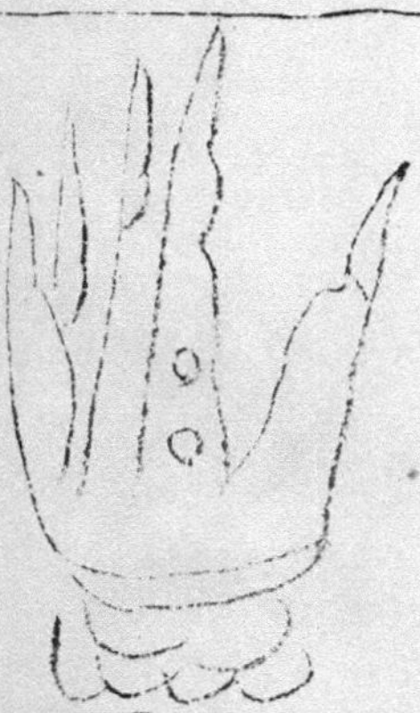

流珠形主膈上熱
三焦不和乳食格
吐瀉頻頻腸又鳴
口渴燥煩哭不歇

環珠

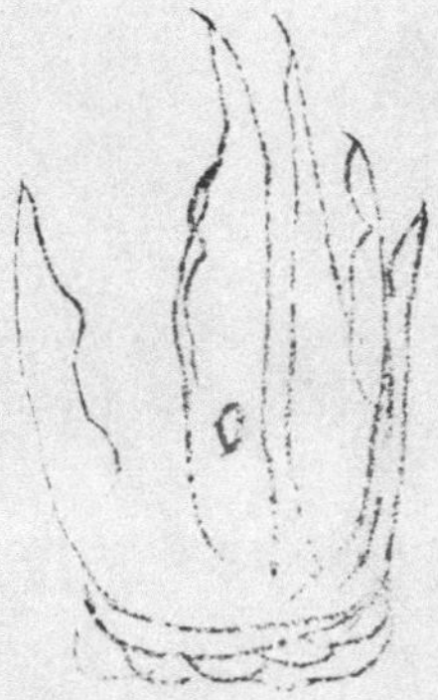

環珠形主氣之調
脾胃傷乃食不消
心腹脹滿又作痛
日晡潮熱似火燒

長珠

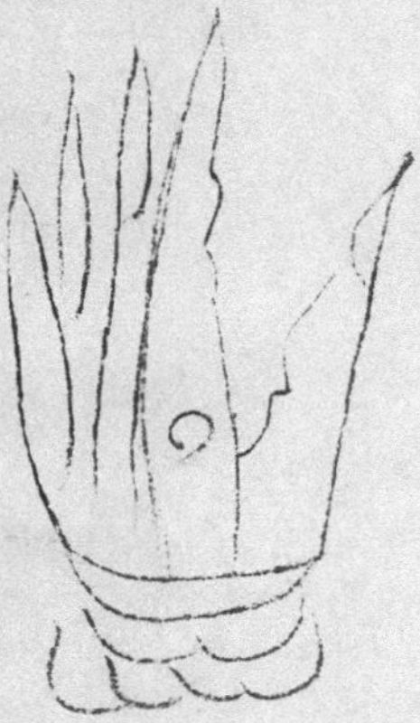

長珠形主夾食傷
肚疼腹痛不可當
乍寒乍熱連腰痛
追乘下積得安康

来蛇

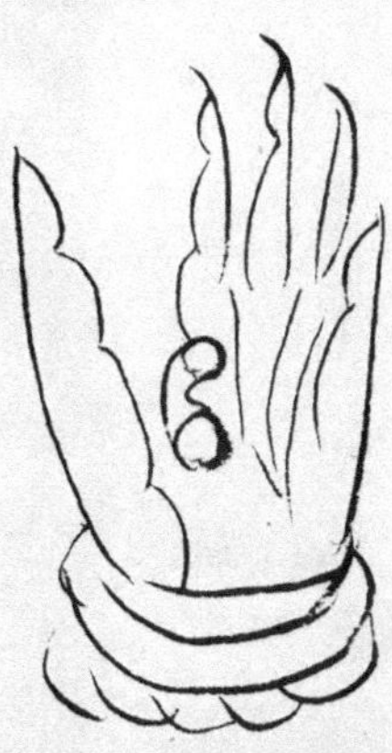

来珠卷形中脘積
面黄羸瘦人不識
乳食难進痾積攻
胃氣不寧乾嘔逆

去蛇

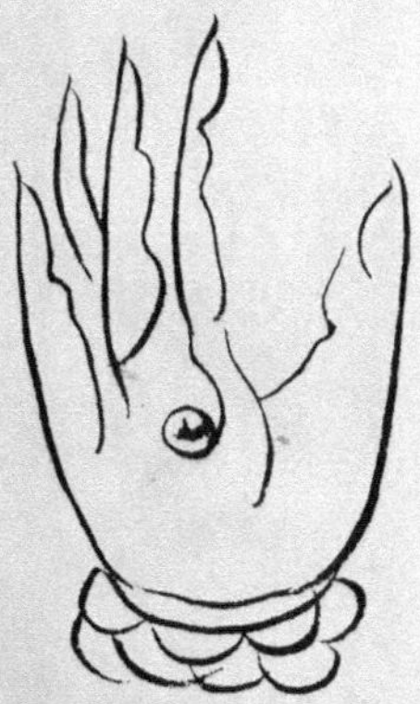

去蛇形卷脾胃虚
冷積瀉泄氣喘粗
嘔吐煩燥渴不止
乳食停畜困有余

弓裏

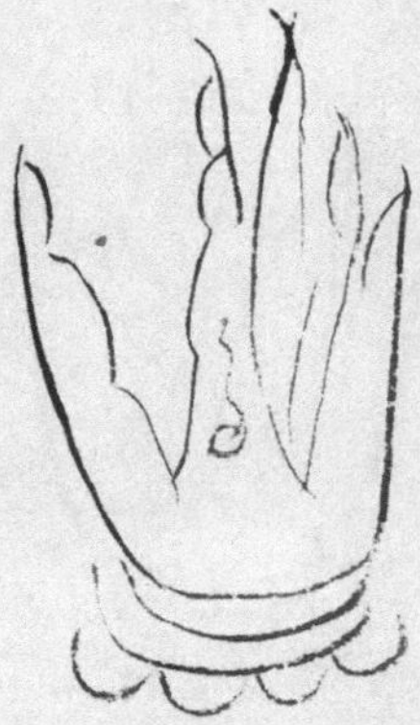

弓反張裏受寒邪
頭目昏沉驚悸虛
自倦体冷又咳嗽
更兼小便赤澀些

弓外

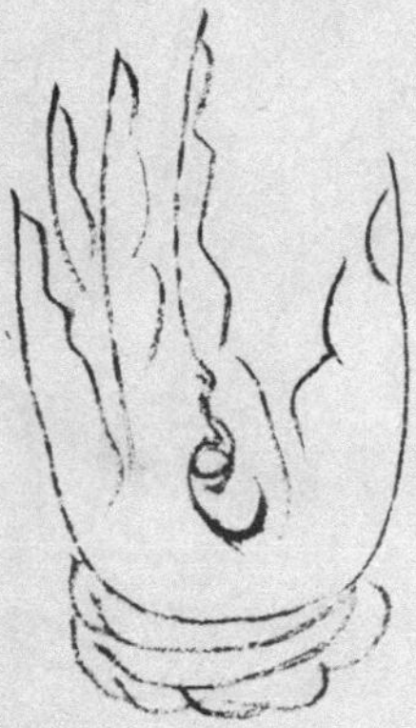

弓反外形痰盛驚
心神不定睡不穩
驚搐夾食受其傷
先退熱兮後治本

魚骨	鎗形
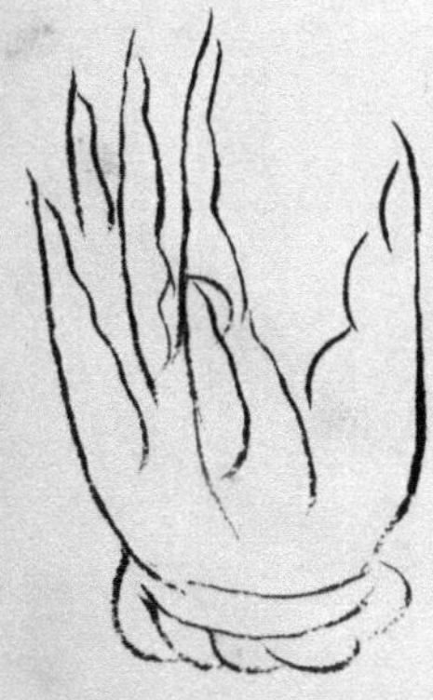	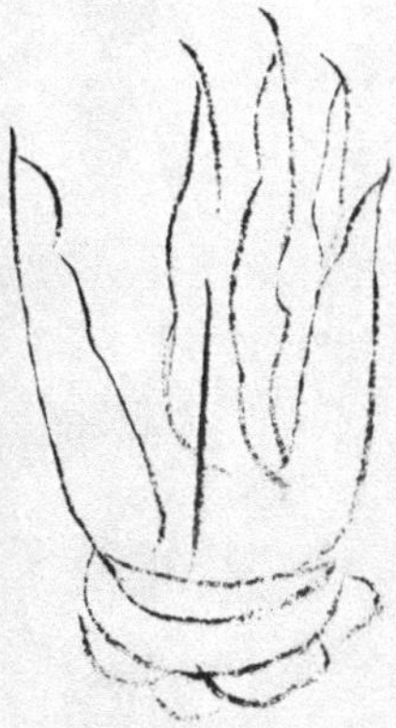
魚骨形上熱痰驚 風痰壅盛乱心神 此般恶候亦調理 若是遲之命必傾	鎗形本主熱痰生 精神恍惚睡魂驚 乍寒乍熱頻吐瀉 三關透过死来侵

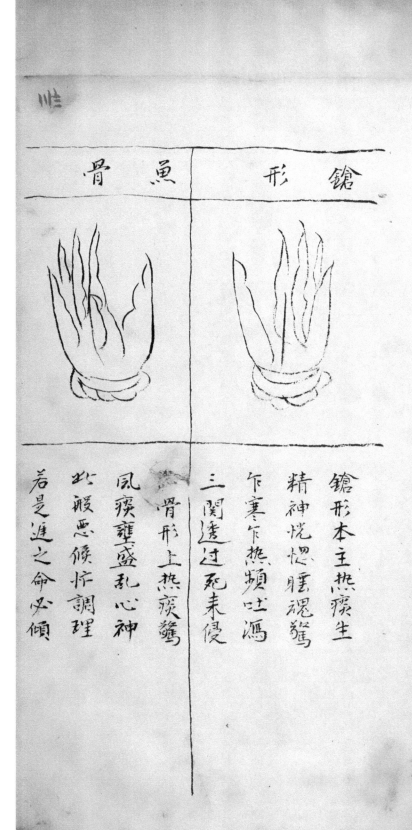

針形　　水字

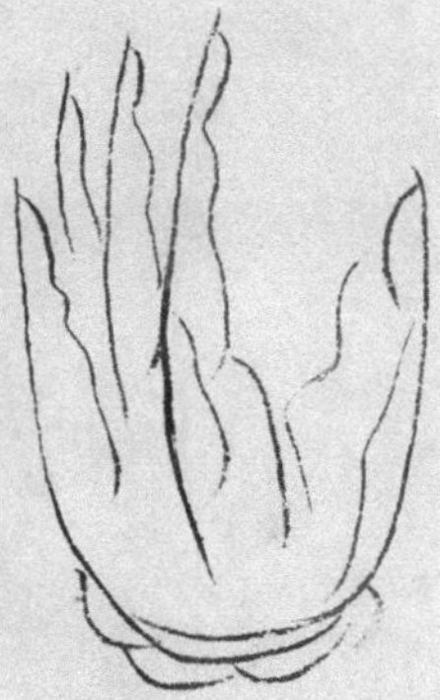

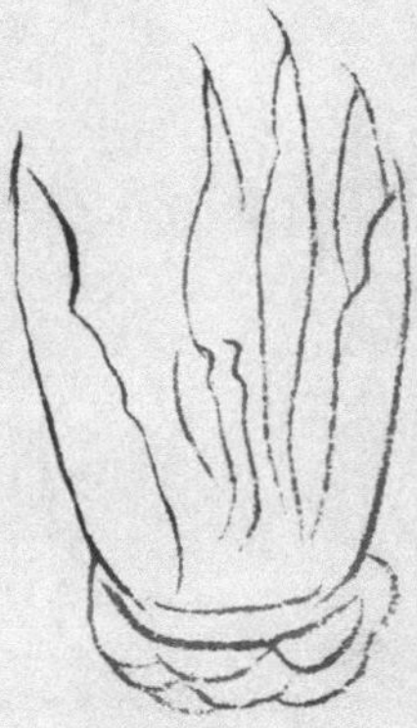

水字形主驚熱欝
煩渴口乾夜啼哭
三焦不和痰生壅
潮熱漸加便發搐

針形本主心肺病
熱急生風痰又盛
昏昏沉沉睡不醒
掐擦推之自安順

脉

透關

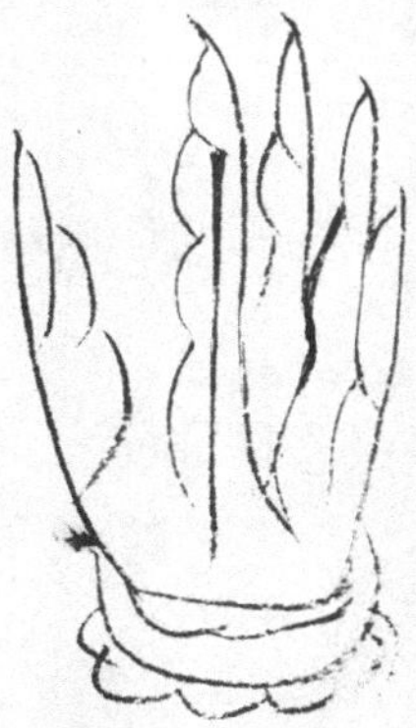

透關之脉主驚風
其紋出現定為凶
急施妙法全兒壽
遲則徒然見再生

透甲

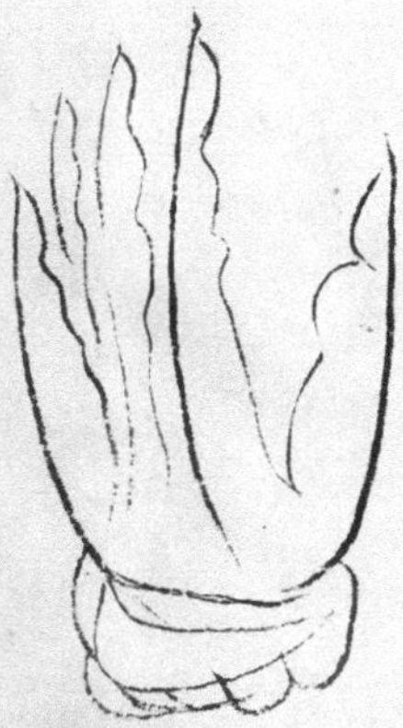

脉紋透甲急驚風
惡候須知大不同
紅者十全二三子
黑青隱伏定為凶

男看左女看右
医以指甲掐中指内節止吐掐外一節止瀉

右手形圖

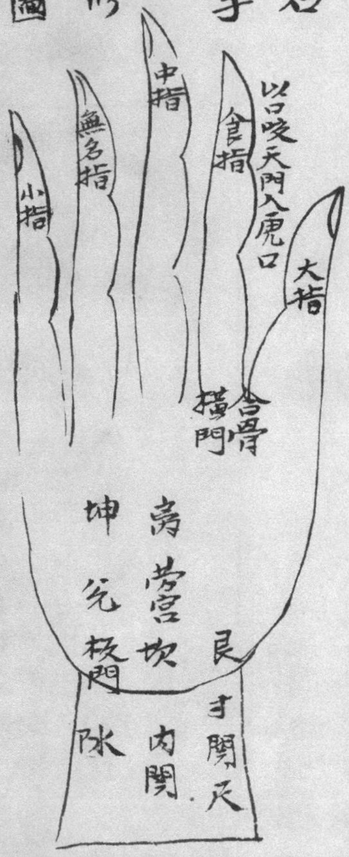

右腑大腸脾胃命

凡看食指三関脉紋五色順逆方可下手拿指炷灸依方按穴而行随手應先看探小児心胸凉热次看掌心何如三看食指三関紋色

黑色水嚇赤人驚黄色雷驚紫見神青筋四足萬風看赤白寒热定相侵紫色有氣多成瀉紅白虚实甚分明

廿

左手形圖

左心小腸肝胎腎

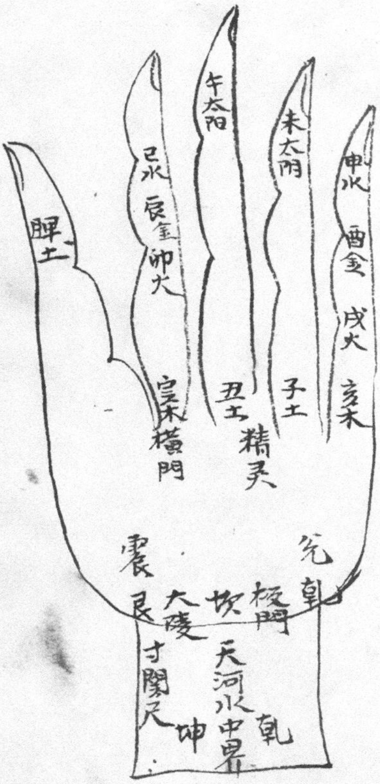

医以手大指

横門推上板門升提止瀉

板門推下横門降下止吐

鼻尖至髮際有十二門即十二月与十二時鼻上一門白謹防三朝二門白防五箇月坎下紅防三年黑到坎防兩箇月黑紫到天心吉兆坎十分黑难救春紅防夏〻白防金秋黑防冬〻青防春此五行相尅

脉紋形像

流珠形只一点子紅色環珠形其形大些長珠形其形圓長以上非謂眞子捻皆脉紋看之如此來蛇形似長珠形一頭卷一頭尖去蛇亦如此而分其上下故曰來去弓反張形向裏為順向外為逆鎗形直上魚骨形如魚刺分關而論水字形一排三路而現針形透關透甲脉紋透过三關乃悪候也又有如乀此乙字者於寅關主驚風又有如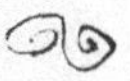此兩頭卷曲者於寅關者主痰積又有如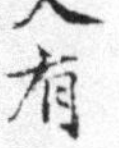此散脉紋者於寅關可治已上三脉紋若侵过三關皆是悪候也又有如𠃌此斜向左右者右者傷寒左者傷風也又有如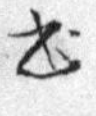此反勾亦是傷於寒也

又有如弓此三曲長黍如己此二曲如勾者皆因生冷硬物傷於脾胃又有如黑点●●●子或在手或在面又有肚上起如𤇾青筋紋如[illegible]青筋紋者皆死候也已上脉紋各有輕重不同病勢亦有緩急不一詳斯脉理之玄微知嬰孩病之吉凶矣

辨脉紋之五色

脉紋之五色者乃五臟之氣因其病而現其形也心之主赤色肺色主桃紅脾之主色紫肝之主色青腎之主色黑赤与紅者係大咎焉赤与紫者熱急而生驚也紫与青寒熱相雜傷於風也青与黑者感冒風邪而主傷食傷寒也盛則驚癇發搐搦之症作也有桃紅之色

盛而变赤〻盛变紫〻盛变青〻盛变黑此大变也謂之病势变傳於經或者傳变非常皆可治之惟变黑者最主不祥之患也嬰孩乃純阳之体若現黑者是水尅火也脉紋侵过三関鮮明者吉黑隱而不視者危〻無疑矣

驗指冷热知症歌

八門須識嬰孩性男左女右分明認五指稍頭冷似氷此是驚風来渴盛五指稍頭似火噴夾食傷寒風邪病食中名指热風寒食中名冷吐瀉定中指热兮是傷寒中指冷兮痲豆病食中热兮病上身食中冷兮上隔悶中名热兮夾驚風中名冷兮傷食論医家仔細〻推詳

此驗如神無差圣

診脉法

凡嬰孩髫齔以前只看三關脉紋為准髫齔以後漸可診脉一息七八至是爲常十至因浮數主驚風浮緩主中風浮滑主五臟不和弦數主傷寒夾驚弦緊主傷風咳嗽洪緊主癇搐弦主腹疼而有風牢實大腸閉滑濇小便閉沉主骨寒沉細主冷沉細緩主食不消脉亂無至者不治中風浮急者不治痢疾洪數無至者死已上脉乃大槩而言必須觀色聞聲察脉而治万無一失矣

觀色歌

正口常紅四体和青黄必定稍驚多若还乾燥脾家熱黑色来侵死

柔何眉紅赤紫夜多啼準頭黑色死来期準頭眉黄何憂病眉白準

紫吉盧医山根黑死紫食驚腮黑元来疝疾侵若見黑深真可悪医

家着意細推尋兩腮赤是傷風咳更嗽更疾哭不歇黄色因知積泄

瀉化積涼脾自喜說額上青紋定是驚忽然紅白病来侵只是早早

施神法莫使根源漸漸深人中点点黑来侵痢瀉無時救不生心腹

手攢應腹痛尪羸黄瘦少安寧承[illegible]現出深黄色其子必然成吐逆

青色遠知乳食傷医家着意看消息忽驚就死循陰陽灯花斷之在

鼻梁眉心心演挃為妙兩顴赤色是傷寒黄色多因積聚攢若見青

紋攢眉角兒門関上望家園太陽若現兩紋青此候應知第一驚紅色本因淋瀝病青紋入眼不惺惺兩眼原來本屬肝黑睛黃色是傷寒白睛黃色傷食積黑白分明不用看飲飲青氣入难救口眼喎斜病难當眼嘴斜時兒易救四肢熱應不須忙上星一点徹膀胱氣短喘促不可當氣滯印堂皆閉塞孩兒到此命無常兩眉上下不变色黑白相冲人是凶掌中若冷人难救四肢俱冷也成空阴硬氣色不昏沉縱病何須心上論陰軟若乾或小大眼黃指冷病难存

聞音

夫声者五臟之音也五臟發声則應乎五音肝應角其声悲而和心

應徵。其声雄而洪。脾應宫。其声緩而大。肺應商。其声亮而促。腎應羽。其声沉而長。此乃五臟之正音也。如病不知音。何以知邪。夫声之離者。知氣弱也。声之息者。知神驚也。声之浊者。病有風也。声高嗽者。熱將狂也。声之塞者。痰声之戰寒也。声重者。氣不順也。声之喘者。氣促也。噴嚏者。傷其風也。呵欠者。体之倦怠而陰陽相雜兼有風也。哭者病在肝之有風。笑者病在脾之多痰。汗者病在心之有熱。啼者病在肺之風寒。噎者腎之有鬱。所以嬰孩無言可審。無脉可切。若見其色而聞其音。可知嬰孩臟腑之病。故曰望而知之謂之神。聞而知之謂之聖乎。

手掌六經圖

家藏秘法

一推擒認八卦

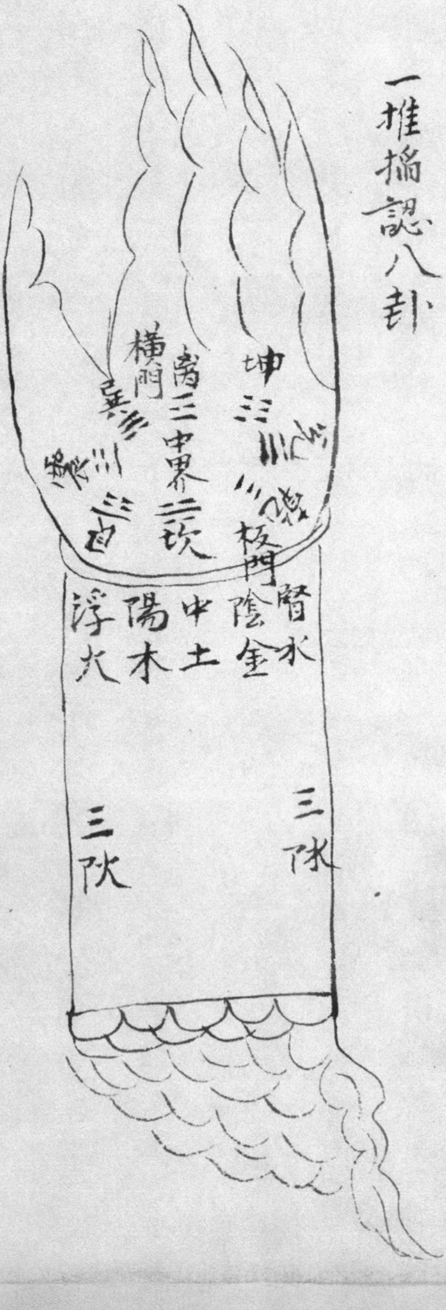

虛实看六筋

筋者，即經絡脉紋也。此六經之法。乃秘藏之訣。驗嬰幼病之準繩。凡嬰幼有病。以男左女右。手内紅白肉際橫紋之中驗之。医以一手握住兒手。以一手兩指捻兒手頭皮。仔細推詳。察分三陰三陽之處。有青紅筋紋者是也。所謂外呼内應。以五藏之氣認病。拿揣男左轉女右轉。各九九之數。揣畢揉之。使痕無傷也。

六筋八卦所屬

第一赤筋屬火浮陽以應心与小腸。外通兩額。宜藥清凉。交則生瘇亂煩熱。却向中界坎宮揣之。則阳火自散矣。

第二青筋屬木阳以應肝胆。外通兩目。宜清涼。反則主目赤澁生瞖淚。卻向坎宮掐之。則目自明矣。

第三黃筋屬土。揔五行以應脾胃。宜溫涼。外通唇口。反則主腸鳴霍乱吐瀉。卻向离宮掐之。則脾胃自和也。

第四淡黃筋屬中央陰火。以應三焦命門。宜木和。外通兩太阳頭。反則壅塞之患。卻向中界掐之妥矣。

第五白筋屬阳金。以應肺与大腸。宜中溫。外通鼻竅。反則主飽隔脹滿。昏沉痰壅氣喘。卻向艮宮掐之也。

第六黑筋屬阴水。以應腎水膀胱。外通兩耳。宜溫煖。反則主冷氣久而生尫尫羸弱骨迷。却向震兑二宫推之。离宫中界揉之。

有等皮膚厚难認脉紋氣色。凡有驚搐。可以次序而推亦妙。

横門板門六處食指寅節名指子節掌中巽宮三處號曰横門食指尖名指尖掌中乾宮三處号曰板門医以二指蘸通竅散業熱照圖往来推之治嬰兒潮熱吐瀉

以口咬大指第一節 横紋上　曰天龍入虎口治諸驚吐瀉

掐兒中指第一節 紋同　曰二龍戲珠外止吐内止瀉

撚兒小指頭　曰蒼龍擺尾治諸驚吐瀉

口咬僕參穴脚跟 用布包之　曰猛虎吞食治急驚危者再生

推上三關退下六腑法

掌中寸口掌外宛骨起推至手灣横紋肘尖骨止曰推上三關除寒

之有準治小兒畏寒戰慄医以手一捻住兒宛骨寸口處医以一手三指蘸通竅散乘熱從寸口宛骨起推至手彎横紋肘尖止是也內從手彎横紋外從肘尖骨起曰退下六腑退熱果如神治小兒熱急驚風發搐医以手一捻住肘尖横紋處以一手蘸通竅散乘熱從横紋肘尖推至寸口宛骨止是也　凡指推俱用九九之數爲妙

咬揉以衣包兒脚後跟僕參穴用口咬之曰猛虎吞食治急驚就死咬之即甦男先左女先右

通竅散　凡推擦不離於此方　官粉　生姜各七分　生葱連根一握

胡荽一把夏月用子　青蒿一把无亦可　共擣爛用麻油一两入鐺熬數沸煎

藥挼入攪匀來熱蘸指推之仍以粗布遍身擦之

血盆驚　共十七樣

赤子在母腹時厚煖處所初生乍離易冒風寒雖暑天亦須包裹温暖逐日漸漸減去多在包裹單薄或洗浴冒風寒故成此症至身熱肚腹急脹肚上有青筋哭声不出以炒鹽布包熨臍米粒艾火灸夾車二穴中完一穴以厚衣温煖包裹母懷取汗出而愈仍服歸角散以防復牵方在於後

臍風驚二

赤子落臍之時不甚看顧風邪流入心脾五七日而發面青口撮白

灶

沫急用發麵一兩捏作餅子安於臍上以艾火麵上灸五七壯以接出風邪或艾茸或綿子如錢大一塊貼於臍上外以膏藥封之急看齒牙齦上下有白泡子用綿子包指以溫水濕之輕擦挖破以金頭蜈蚣燒灰敷之用灯火焌之

顖門四角　中脘一穴　臍輪四穴

承漿一穴　頰車二穴

包在母懷取汗為度再服歸命散之〔解〕

口禁驚

因母懷孕之時多食辛辣熱物傷於包胎臨產十日内外忽然面赤口禁不能吃乳五七日内發面青是臍風也十日内發而面赤者此二症極悪之候坐視而斃若非此法万無一生急用米粒艾火灸

夾車二穴　承漿一穴　灯火振之　顖門四角　中脘一穴

先看牙齦。用前法施之。以藥敷之。歸命散服之。

歸命散　治前三症　蜈蚣一条去頭足酒炙　川烏尖三个生用　白姜蚕三条去足之炒黄

蝎梢七个酒洗　真射半分　為末每服半分竹瀝姜汁調下

開關一字金　治前三症口禁不開及大人小兒中風跌蹼昏暈急心驚卒死牙關不開

真白姜蚕去嘴直系炒黄　威灵仙去芦各四錢　白礬二錢生用　炙甘草半錢　細辛各

為末以塩湯調一字擦上牙齦立開

夜啼論　四

因赤子心氣不足。神不安穩。或胎受熱。至夜啼哭。而急易受者謂之

客忤肴肚上有青筋用灯火振之再振　中脘一穴　臍輪四处

再用桃皮焙乾水粉硃砂等分為末調塗　両太阳、顖門、手足心、

再服灯花散止之

灯花散　治赤子夜啼客忤　灯花（用麻油点灯結花扒下冷用）　辰砂一分

蝉退（七个酒洗去頭足）　為末濃煎薄荷湯調塗乳上令兒吃下

急驚　五

因受恐大過多兒本純阳之体大遇穴欝熱而成此症也如兒發熱面赤引飲口中吐出熱氣大小便黄赤則急驚發搐之候作矣蓋此症純阳而無阴也有熱傷於脾者主亥子丑三時而發睡不穩身体

温壯目緊斜視喉中有痰大便銀褐色乳食不消熱傷於肝者主寅卯辰時而熱身体壯熱目上視手足搖動口内熱涎頸項强急熱傷於心者主巳午未三時而發心神驚怪目上視白睛赤牙関際口内涎出手足搖動傷於肺者主申酉戌三時而發不甚搐而喘目微邪視身体微熱睡睛手足冷大便淡黄水又有客熱傷於心間声而發又熱急忽然大叫一声就死或殭直不醒切不可乱動手足若慢動左則左　慢動右則右癱急用猛虎吞食法而甦　再掐夾白二穴手心中界一処　合骨二処　手足三里四處　掐而揉之再將遍体各穴掐之灯火根之通竅散擦之　再服截驚散防之

萬金截驚散　治熱急生痰客傷於心胃急驚發搐

南星　半夏各七錢　巴豆仁　杏仁各三十五粒　石羔生一兩　硃砂一兩　款冬花一兩

雄黃　麥門冬各五錢　輕粉錢　為末入酒滑罐內封固文武火打一炷

香去火連罐埋土中七夜取出升盡者為極細末每服三厘痰在上者以薑湯調服而吐去痰之在下者以酸梅湯調下而下去痰　按此劑當吐痰純是痰出並無物水隨之當下痰出並糞水隨之雖危急者但藥過喉痰去而甦此方不損元氣乃世之罕得者也

墜痰仙醒散　治同前

青礞石打成半分一塊每兩同硫黃末二兩拌勻入礶內固滑打武火一晝一夜取出以童便浸洗去硫黃以清水飛去粗者如金者焙干聽用

太陰玄精石生用各一兩 沉香三分 硃砂一錢 綿紋大黄斤 黄芩刮淨先用當歸

如常酒洗浸一夜去歸將酒沉清分開兩半拌大黄一半拌芩令食盡如此九次晒九

次取淨末各一兩

為末每服一二字量兒大小添減竹瀝調下

慢脾驚

因飲食过傷脾胃吐瀉而越虚甚而反發熱也口鼻冷氣出手足瘈瘲目直視不轉睛面搽黄洒淅惡寒昏沉倦怠脈而露睛盖此症純陰而無陽也治宜補脾去風温胃為主若用凉藥悞矣

宜用天龍入虎口 二龍戲珠 印堂一穴 中脘一穴 脊心一穴 心窩一穴

手足心四穴 車夾二穴 玉堂一穴 掐而揉之灯火振之通竅散擦之一再服人參益胃散

人參益胃散　治胃虛寒吐瀉已成慢脾等驚

人參一兩　白朮炒一兩　藿香去土　木香不見火　厚朴姜汁炒　甘草炙　白扁豆炒去皮各五分

全蝎酒洗四分　大附子煨去皮臍一兩　丁香　肉豆蔻面煨去油五分　乾姜煨一錢　射一字

為末量大小每服姜棗煎湯調下少効倍加人參熟附子煎湯調下

急慢二驚此分陰陽此方何得統治

夏氏鮀餅子治急慢諸驚

代赭石生用一兩　石硃砂　蜈蚣一條酒炙去頭足　天雄不面煨去皮臍　白附子炮二分　全蝎酒洗炙乾

白姜蠶去絲嘴炒　琥珀各二分　白花蛇肉酒煮去皮二分　射一字　甘草炙平　天麻煨二分

為末蒸餅為丸如粟米大每二十丸薄荷湯下

盤腸內吊驚　七

因見在襁褓之中脫換包裹有失照顧冒於風寒搐傷腠理月積日
累又且乳食过傷脾胃兼清不結以動小腹冷氣疼痛腹鳴作声顖
上冷汗出眼掣手足動搖以炒塩熨肚急用　天龍入虎口二龍戲
珠法、　印堂一穴、　夾車一穴、　中脘一穴、　玉堂一穴、　心窩一穴、
脊心一穴、　手足四心、　掐而揉之、振之、通竅散擦之、再服匀氣丸主之、

匀氣丸　治盤腸内吊烏砂肚痛夜啼等證

木香　沒藥　全蝎　玄胡索炒　鉤藤　澤瀉　烏藥　炙草等分

為末用大蒜頭搗爛丸如圓眼大每服一丸陳皮湯下再服人参益胃散方見慢脾類

角弓證

仁

因胃寒邪客逆腠裡不能發散久鬱熱急而生風之故身反如張弓樣強硬時作時醒急用猛虎吞食法　天龍入虎口法　夾白二穴　内關二穴　中界二穴　合骨二穴　手足三裡四穴　搖而揉之灯火掘之通竅散擦之再服截驚丹主之

截驚丹　治角弓天吊急驚

全蝎酒洗乾　白姜蚕去丝嘴炒　天麻煨　白附子煨各一兩　硃砂一錢　牛黄一錢　牛胆浸　南星一兩　射香一字　赤足蜈蚣一條去足　為末煉蜜丸如欠实大每服一丸薄荷湯下

天吊驚　九

因母嗜酒喫热積毒於乳兒飲中毒或嬰孩神氣虛弱惧中惡毒之

氣而發面向天吊兩手伸起眼番哭声不出急掐之手把筋二処

兩耳輪　天龍入虎口　猛虎吞食法兠耳掐　印堂一穴　手足心四処

掐而揉之灯火振之通竅散擦之再服平胃散和之

加味平胃散　治肚脹腹痛

蒼朮　陳皮　厚朴　甘草　神曲　麦芽　香附末　砂仁各一分

山查錢　木香錢　為末每服一錢量大小加減姜棗煎湯調下

番眼驚又名老鴉驚

因兒嬉戲忽聞惡禽飛禽叫声被驚眼望上番口禁無語急用猛虎吞食法令母靠住兒後脊心再掐　玉堂一穴　乳中一穴　顖門四角

掐而揉之，灯火振之，通竅散擦之，再服截驚丹，方見前弓類、

迷魂驚 拾壹

因兒睡時，娘將衣被押蓋兒口，或兒与母同睡，乳押兒口，令兒氣逆不甦，早救則可，遲之不能。急用猛虎吞食法甦之，再掐百會穴、人中穴、湧泉二穴，掐而揉之，再服截驚丹。

撒手驚 十二

因母抱兒在懷，或行路急，或喧嘩笑受驚，傷於内，久而發之，身熱面青，兩手担起一撒就死，口鼻冷氣吼，或吐瀉。急用天龍入虎口、二龍戲珠、猛虎吞食，再掐百會、人中、夾車、玉堂、心窩

脊心、手足心四処、掐而揉之、灯火捉之、通竅散擦之、再用鵝一隻倒吊傘下、取嘴流涎灌之、仍服截驚散主之、方見角弓類、

烏痧肚痛驚 十三

因兒四時殺厲之氣、熏蒸嬰兒、不識避忌、感入腹内、或夾傷於胃、邪毒入胃而發、令兒肚腹急疼不住、面青目陷、爪甲黑、嘔吐無度、急掐内関二穴、胆中、中脘、臍輪四穴、掐兒揉之、灯花捉之、通竅散、伏龍肝末、秉熱布包、從頭擦下、脚湾委中穴以布針出血、安矣、再服木香和氣膏主之、

木香和氣膏　治烏痧肚痛飽悶氣脹

木香　大附子大 生用　三稜 醋煮　莪术 醋煮　益智 去壳鹽水炒　桔梗 去芦

撫芎各錢 香附米酒煮七分 藿香去土 蒼朮米泔浸 陳皮去白 青皮去穰各五分 白朮炒

白芍煨各四分 官桂去粗皮 炙草各錢半 為末煉蜜為丸如黃眼大每服一丸米飲下

肚脹驚十四

因兒口無乏期父母愛子之心着兒會吃為美殊不知腸胃嫩弱不能克化致令脹滿氣急便肚大腹痛身熱乳食難進急掐玉堂、肥中、中脘、內關、膏輪四處、印堂、人中、手足四心，掐而揉之，燈火提之，再服截驚丹主之。

水傷驚十五

因暑夏炎熱父母愛子之心動一洗浴不知夏月伏陰在內嬰孩肌

体嫩弱傷而成驚肚脹眼番向上視人急用　猛虎吞食法　再掐
手足心四処　掐而揉之灯火振之通竅散擦之取令出汗再服如聖散主之
如聖散　治一切諸驚風
辰砂　軽粉各一分　白姜蚕三条去糸嘴　全蝎不洗酒　為末每服一二分以針刺母指上血調下
蛇系驚　十四
因見臑中或遇毒虫物遊過於身或有裸物肉味忍惡遊過慢而食之
故有急驚症口噴清汁一噴而即時跳時死時甦急用　猛虎吞食法
男兒掐小便　女兒掐乳頭　口兩角　百會　印堂　人中　玉堂　中脘
乳中二穴　掐而揉之灯火振之再服如聖散

馬蹄驚 十九

因見閙中或遇騾馬犬牛六畜悪物兒胎怯受驚而發四肢伏地如畜之形手足乱舞哭声不出急用 猛虎吞食 天龍入虎口 再用乳母揉前後心再掐顖門四角印堂 胆中 中脘 脐輪四穴 掐而揉之灯火振之通竅散擦之再服如聖散主之

驚久成癇

蓋此症乃孩童最善之症多因驚搐綿纏傳成此候其發有五臟者屬於獸名如犬癇發而犬吠反折上爲竄屬於肝也羊癇發而羊咩目瞪吐舌屬於心也牛癇發而牛声目直視腹滿屬於脾也鷄癇發

而鷄鳴驚跳叉折手縱屬於肺也諸癇發而做豬𠯿口吐白沫屬胃

此五者總皆久痰病於脾痰壅臟腑又兼厚味过傷於脾濕動而生

痰流入於何經則何經而發宜以先導去痰後以參朮調理脾胃發

時急用　天龍入虎口、猛虎吞食、再掐印堂、夾車二穴、人中、胆中

掐而揉之灯火振之再服清痰散等劑、

清痰散　治五癇叉驚痰盛兼大人中風不語

硃砂一两　輕粉六分　老頭煙筒裡風流成珠泡子　巴豆霜各三分

為末用蕎麥粉水和一塊如小酒盃大將藥入中包為心水煮一日取出

藥收用每用七重薄荷湯送下其痰涎從大便而出其包面為丸如

紅

菉豆大每服十五丸白湯下治大人小兒積聚肚痛

胡癇丸　治五癇有驗

紫河車（初胎男者 酒洗焙乾）　血竭　草烏（炮去皮尖各）　射（末）　爲末煉蜜爲丸如梧桐子大

每服二十丸令臨睡時滚白湯水或酒呑下戒厚味

加味雄猪心三管血丸　治五癇及失心風

連珠甘遂（末）　細辛　牙皂角（去皮弦）　殭蚕（去系嘴）　苦丁香　淡豆豉

辰砂各七分　爲細末用不下水雄猪心一个以竹刀剖開將藥入猪心

取内三吼血和成一家捏作一片見將藥入猪心内以濕紙包之數層入灰

火煨之熟猪心爲度冷定取出將藥杵匀再加真射一分杵匀分作三丸

将猪心煎湯調下一丸一鼓空心服之頭夜令勿吃夜飲只待吐利老黄痰根尽以紅米粥補之戒一切油塩厚味过四五日别用猪心一个煎湯調下一丸服尽絶根大人小兒量之加減後以参芪調理

守功丸　治仝前

守功（一枚一名壁虎一名血虎）三四寸者佳常行在壁食虫蟻其尾落地如鼠跳俗云入人耳殺人先将硃砂為末同血虎搗匀為丸如菉豆大每服二十丸白湯送下須用七枚方愈

驚癇經驗余方

琥珀抱龙丸　治驚痰搐傷風傷寒潮热咳嗽变蒸痘疹等症

夫抱龍之説抱者保也龍者肝也肝應東方青龙木木生火所謂生我者為父母肝為母心為子母安則子安况心安則神安神魂既安豈有變乎故曰抱龙丸

琥珀 天竺黄 人參 檀香 白茯神各一兩 硃砂 臘月牛胆南星各錢 雄黄五分

為末用粉甘草三兩去皮濃煎計入山藥末一兩打糊為丸如皂角子大金箔為衣每服一二丸薄荷灯草湯下

益神定魄丹 治一切驚風已过恐防再生

白花蛇肉 天麻 白附子 牛黄各錢 全蝎二十五个 附子尖生三个 赤足蜈蚣二条 臘月牛胆南星錢 白姜蚕 射子 硃砂六子

為末煉蜜丸如芡實大金箔為衣每服一丸薄荷湯送下

虎睛丸　治一切驚風已過恐防再作服此截根

虎睛一对焙乾　代赭石一个生用　石床錢　輕粉錢　天麻煨錢　白花蛇肉二錢　射干

天雄童便浸錢　甘草炙干　白附子炮　白姜蚕炒去嘴　全蝎　雄黃各錢　金頭蜈蚣一条

為末煉蜜丸如黃豆大每服一丸薄荷湯下

安魂丸　治驚已过心神不安夜卧或妄言驚悸如見鬼神

酸棗仁净錢　遠志净一兩　硃砂錢半　龙齒煅七次錢　人參　麦門　白茯神去木

生地各三錢　為末甘草煎膏丸如芡实大金箔為衣每服一丸卧時灯心湯化下

安神益志丸　治仝前

茯神　人參　白朮陳壁土炒　遠志　白附子　琥珀炮煨　羌活　天麻　天冬

麦冬　為末甘草膏為丸如皂角子大硃砂為衣每服一丸不拘時薄荷湯下

一錠金　治急慢諸驚

全蝎　白附子　辰砂　牛膽南星各三錢　天麻錢　牛黃五分　白朮錢半　雄黃二字

射香一字　羗活去蘆六分　為末姜汁和蒸餅搗勻分作四錠金箔為衣每一歲用灯草一根煎湯磨化下半錠

回生丸　治一切驚

人參錢　防風各錢以石搗匾同射二分調水和浸令食乾用濕紙包三五層新磚二片燒紅將藥放在磚中令通乾各一錢　辰砂七　乳香

輕粉　牛黃各分　琥珀　珍珠各錢　射香半字　為末五月五日取癩蝦蟆一隻以布針挑眉上酥并血杵和丸如粟米大每歲十丸急驚水磨下慢驚薄荷湯下

全蝎散　治一切驚風發搐及傷風傷寒中風等症

牛胆南星　白附子　防風　天麻　川芎　硃砂各五錢　白姜蚕去赤嘴淨用生薄荷葉包煨金黃色炙乾葉浸包

全蝎辛四個　制法同上　為末每服一字金銀薄荷湯下

硃砂膏　治驚渴飲無度喉中痰響睡卧不寧

硃砂一錢　牙硝　硼砂　玄明粉各錢五分　射一字　金箔十五片　白附子　枳殼

川芎　甘草　人參　黃芩　薄荷各五錢

為末煉蜜丸如芡實大每服一丸麦冬湯下

防風湯　治急驚余熱不退手足搐掣心悸不寧反風邪中入肝經兩目視人睜而不常

防風　川芎　大黃　白芷　甘草　細辛　薄荷各錢　水煎不拘時服渣併

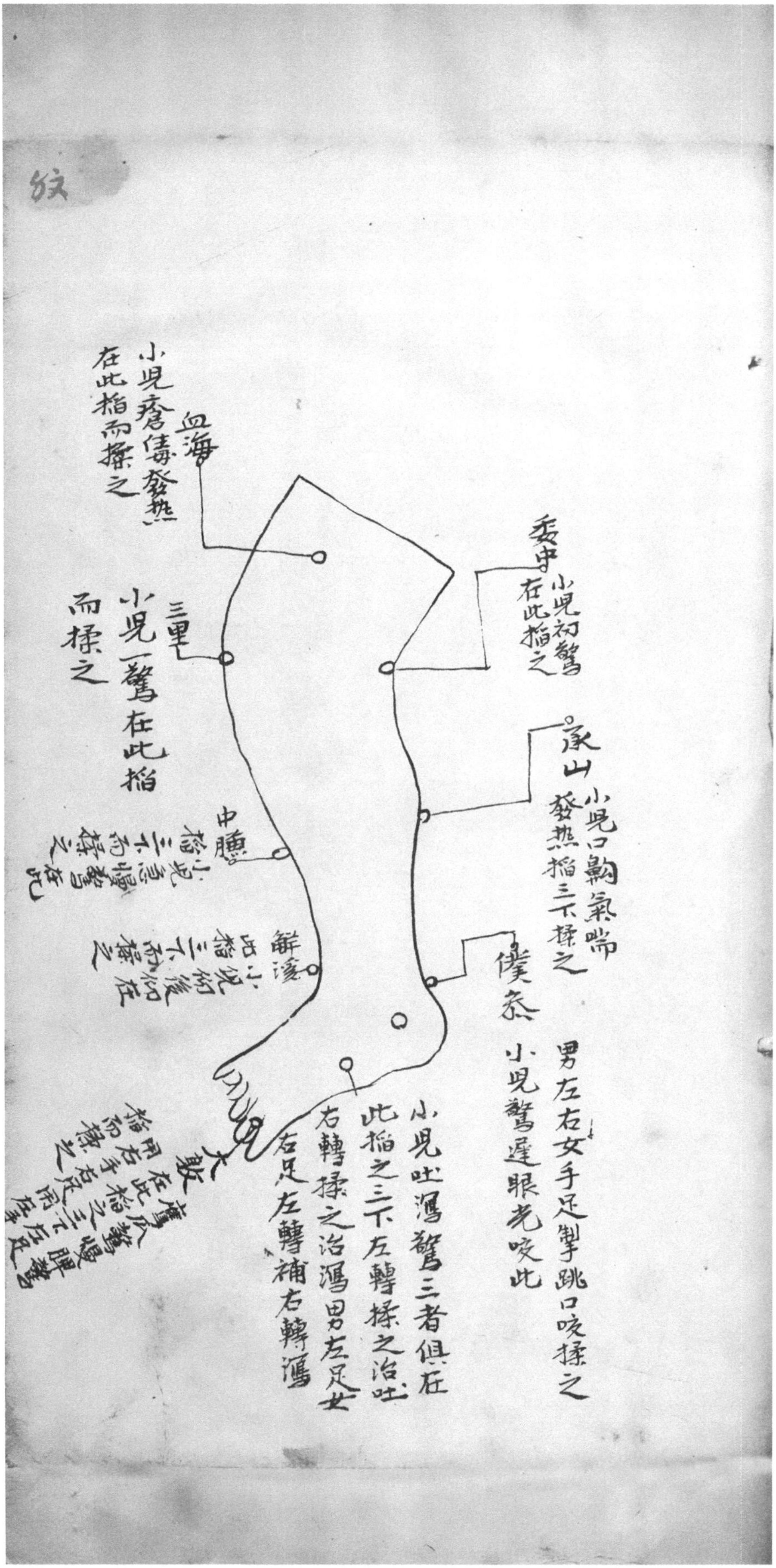
紋
委中
小兒初驚在此掐之
承山
小兒口齁氣喘發熱掐三下揉之
僕參
男左右女手足掣跳口咬揉之
小兒驚遲眼光咬此
小兒吐瀉驚三者俱在此掐之三下左轉揉之治吐右轉揉之治瀉男左足女右足左轉補右轉瀉
大敦
治小兒驚風腿彎在此掐之三下用右手右足用左手左足掐而揉之
解溪
小兒驚後仰在此掐三下而揉之
中臁
小兒急慢驚在此掐三下而揉之
三里
小兒一驚在此掐而揉之
血海
小兒瘡毒發熱在此掐而揉之

掐驚穴法

百會一穴　在頭頂中心

承光二穴　在上星平排各開一寸

太陽二穴　平眼角各開一寸許

承漿一穴　在口唇下陷中是

肩井二穴　在兩肩端心伸手陷中

乳中二穴　在兩乳下五分

人中一穴　在孔鼻下陷中

中脘一穴　在上脘下一寸

上星一穴　在百會下三寸五分

印堂一穴　在眉心上五分

夾車二穴　在耳下斜紋咬盡起節端骨縫陷中

百勞一穴　在頸後項下與肩脊平高骨縫中

玉堂一穴　在喉下三寸六分

胆中一穴　在兩乳中心

上脘一穴　在胆中下三寸七分

臍輪四穴　在臍四傍各開一寸許

卄

脊心一穴　在背後中心对胆中

内關二穴　在掌紋後一寸五分治吐瀉

陽池二穴　在合骨下二寸宛宛陷中

合骨二穴　在虎口下两骨縫相合陷中

委中二穴　在膝後横紋陷中

中膕二穴　在三里下三寸大筋陷中

大敦二穴　在大指甲外側去甲一韮葉

僕參二穴　在脚後跟大筋中

又五心手三里俱不曽開載餘外穴法听用

夾白二穴　在手腹外側赤白肉際中治急驚就死

手心二穴　在掌心紅白肉際大横紋大筋之中治急驚就死

宛骨二穴　在手側行背手筋起高骨処是之推法用此

血海二穴　在大腿内側膝上二寸五分

足三里二穴　在膝頭三寸大筋内行骨陷中

觧溪二穴　在足跌主足陷中

湧泉二穴　在足底心中

已上數穴治諸驚搐病症不可离也凡初有疾可詳病因条內以何穴為主男在左先起女從右先起各九〻之數掐而揉之使無痕傷也其余所在之穴各掐五次以舒闗自然安矣當振者以灯火振之當擦者以通竅散擦之如赤子変蒸日久不解傷風傷寒潮熱吐瀉無不隨手而愈痘珍未出之先潮熱不除恐熱急起驚如法拿推擦則易出易靨從重変輕万無一失矣

脾經之圖

正髮際青主驚
唇口黃白主積
兩太陽白薄如竹主熱
眉心中岳淡白者主冷

承漿之上人中之下法令之内食倉之傍合即口開即唇四方二寸掾動之處皆脾之位也脾之受病所屬之處其現青傳於肝赤傳于心白傳于肺主病困睡泄瀉不思乳食若兩耳黑傳于腎脾絶也四肢冷嘔吐者胃之絶也現明詳述方可下手

心經之圖

印堂微黄主有驚
眼角顴角赤主積
太陽紫黑勈主熱
面頰裝赤主冷

顴臉頰池之下法令之傍食倉之上一寸二分皆心之位也心之受驚病所屬之處其色現赤主病多叫哭驚悸手足搖動發熱燋渴飲水若現黄色病之愈也若黑色更生黑壓是水尅火也乃心之絶耳

肺經之圖

正髮際微赤主驚
髮際深黄主積
面頰黄白主热
人中春青夏紅秋白冬黑主冷

山根準頭鼻梁两乳頭直上下年寿上鼻裡通息處皆肺之位也肺之受病所傷之處其色現白主病悶乱哽氣喘急氣短多啼若現赤色至準傳於心是火尅金主鼻乾睛吊鼻内黑燥乃肺之絶也

肝經之圖

髮際淡白主驚
食倉微黄生積
兩眉眼珠赤主熱
面青淡出主冷

兩眼胞皆太陰太陽眉闊山根動處皆肝之位也肝病所屬之處其色現青病主哭叫目直呵欠悶煩項急若現白色傳於肺是金尅木也主鼻精吊目色無光澤乃肝絶也

腎經之圖

耳前微黄主驚
双胞黑眼無神主積
食倉深赤主熱
頷角紫青主冷

耳輪文臺山林下顧髮際地閣四維如海岸皆腎之位也腎病之屬處其色微黑睛目無神体沉重骨疼咬牙怯寒戰慄身温煩燥面如黑煤惡聲高叫語者腎之絶也

天庭黑者命門絶也

覌色

夫色者臟之標也臟腑有疾色則現於面也覌面之青者知其痛也紅者熱也白者寒也黃者脾之氣弱也黑者腎之將敗也紫者心之氣絕主吃乳食口不能收五日後舌吐出口外而死面赤眼陷者肝之氣絕主爪甲黑五日後筋縮而死面黃四肢腫者脾之氣絕主唇不蓋齒口無津液五日後吐瀉黑血而死面白鼻入竒輪者腎之氣絕主悪声叫語四日後汗出粘手而死口張唇青毛髮粘者肺之氣絕主哭声無眼淚喉中響五日後哭作啞声而死天庭額角印堂方廣處黑陷者命門氣絕主焦渴飲七日後舌卷囊縮而死夫兒目不

轉睛足跌腫大小便不禁皆不治之症也若人病面色微黃者痛將
病愈之而生意也所謂觀其色而知病者謂之神乎
凡看孩童鼻梁天心可好微横紋嗽得甚难救鼻梁二白筋謹防三
朝五个月之上即死到坎上紋三年自死黑防二个月春紅防夏紅
防秋秋紅防冬冬紅黄防春共白紅二筋难救黑之無事若坎十分紊
紅不妨星辰大重横門不妨在鼻尖至髮際共十二門即十二月也
十二　日即十二時也
凡孩童氣哮吼喘促不止即時左右阴阳二筋相合總筋上側縫掐之左
小兒三氣將手探其心上凉熱又看手　心若熱跳是風總筋掐之

口于叉背浮腎水阬二穴掐之効也
大吊驚眼番不下手掣將揔筋掐之或臍上下用火提之眼番望天手望下來耳輪掐之有効頭仰望上腳望後伸手望後伸顖門四焦两肩膊二焦可用傘一把撑門前用鵝一隻吊在傘下托住鵝嘴取涎水小兒吃之便好
內吊驚心不下趴是內吊用竹瀝小兒吞下口眼猛手縮用黃臘細茶非塩擂爛為末皂角末五分添醋一中將下鍋黃臘二錢為餅帖在心窩上好又云手眼向內掣者便好
馬啼驚四肢亂舞將天心掐之然後用心筋掐之有効用灯心两掌

心肩膊各一掁焦臍下一焦便好

慢驚人事不省摠（掐）筋氣大氣小青筋掐之氣不進不退浮筋掐之妙也心閭

迷掐眉心両太阳心演用粉热油推之手心上是上四焦下是下七焦

急驚就死阴阳二筋掐之用灯火断之鼻梁上眉心心演摠筋上急旋拿

掐内吊驚心不下些是内吊用竹油小

鮀系驚口含乳母噴一口青筋掐之又小便頭輕掐若不噴將鮀虬（爻）左

右手握壮上起青筋就是用大胃前六焦便安

鷹爪驚両手乱爪撫掌不開手望下来口望上来便内推両大阳眉

心脚掌可用大指掐之水粉團臍一轉父母不可与人言便好

迷魂驚不知人事向天心人中穴眉心各掐之然後斷心演揔筋掐鞋帶一焦即安

撒手驚兩手一撒一死將兩手双相合（合）横紋側掐之若不醒大指推之上下閉人二門穴氣不進出孔寒熱若傷隨病治之先推眉心後用灯火斷揔筋手三皆上一焦便好也

担手驚躡拳往後一撒一死太阳太阴之目半筋將中指掐之板門穴掐之若不効肩青筋半目便肚腹氣急臍上四焦便好

肚痛驚手足縮住先哭後眼光筋紅白难救紫黑不妨太阴太阳掐之孩童筋大陰起亀尾骨上一焦初一日太阳初二日太阴初三日其余放此

挽弓驚手挽往後乱乃是彎弓筋内開掐之脚望後伸便是脚彎上下

四焦青筋縫上七焦喉下三焦

老鴉驚大叫一声就死了或手上下來或足上下來用麻脇下纏之老鴉蒜燒灰為末車前草共為末水調貼心窩灯火顖門四焦手肩膊罷焦兩手脚心蹲眉心演鼻各一焦若不醒氣急肩旁一焦揺之將乳孩童心口揉之即手四六也

胎驚生下或硬不醒用灯火臍上四焦若醒不開用孩童後心窩揉之可也

坐地驚如坐地一樣用桃光生姜非塩香油散油麻韶粉調和用即安也

肚脹驚夜哭五七遭便是肚上起青筋肚脹如鼓內燒熱手指頭熱可用好桃笑非鹽和同推眉心灯火眉心兩太陽各一焦摠門四焦心平三焦青筋太上各一焦臍四焦便好

烏砂驚遍身煩烏椎下推將用黃土一把研爲末醋一中炒过覆包從頭引下腳用剌委中破血用灯火焦心口斷之主肚上起用灯火焦青筋四焦心口斷之主肚上起灯火青筋上七焦皆上赤青紋肚青筋夜哭泥重朝軽是青筋縫七焦喉下三焦也

鯽魚驚口撮出白沫手足熩熱四焦口角上下四焦用鯽魚燒灰爲末小兒吞之有顖門小兒用羊芳魚網温水糟水與小兒吞之五七妙也

41

肚膨鷩或肚膨脹用大青筋又上四焦若瀉龜尾骨上一焦乃脚三里
上二十合骨是也吐心窩上下四焦脚軟先眼一焦手軟手側拐拗彎上蹲一焦
頭軟印堂天心一焦肚臍上下各一焦若硬不開口心口下一指處一焦不提掐
之亦可好鞋帶捴筋各一焦即安
水鷩眼番眼角起黃丹夜啼口喉生瘡用光粉非鹽清油煎手心臍
搽之眼黃天心穴掐之太陰太陽夾車一針推眉心演手捴筋脚上照
格斷之即安也
丫攙鷩兩手又如坐撜樣便是岩子丑時起可救南方旺神為害祖
上愿未還用油熱搽之斷犬口吻即明便好若不轉大凶凶曲地虎口各一焦

臍風驚三朝七日便登服角起黄丹夜啼口内咽喉生瘡用灯火顖門四焦臍四焦即好

軟脚驚則向後乱舞用螺螄骨側縫上式焦向外委中向後鞋帶谷掐之喉下三焦臍四焦便好

歌詩曰

春夏桃槐柳　煎濃汁搽掐　秋冬用韶粉　热油調匀推擦掐

清筋掉乱絶人踪　云漢恍炸掣雷紅　太白星官傳惆惠

仙節出榜救孩童　此訣皇天降救星　分明説与世間人

手足皆附脾胃热　眼睛与腎尽通灵

两耳均均辛淂旬　要上下芍理和平　孩童五臟方無事

中指將來掌上尋　天心一点徹膀胱　膀胱氣躁痛堪傷
由斯善絕腎堂氣　閉塞孩童命不長
攸優清氣人依舊　口眼喎斜中难當　眼嘴歪斜人易救
四肢熱應不須吠
天河水过清江將　兩下休教黑白當　掌內見寒难救熱
四肢麻冷定然亡
脉硬氣小最昏沉　紫色筋紋指上尋　脉鼻氣或大小眼
黃指冷時要調停
肺心肝胆腎相連　寒暑交加作楚煎　臍輪四穴全憑火

眼翻手掣手雲時痓
口中氣喘热难當　嚇得傍人嗟可傷　筋过横門人难救
若居坎上定然亡
鼻通肺氣不知覌　驚死孩童眼过光　火盛傷經心肺制
牙黄口冷令人疴
吐瀉皆因筋上轉　横門四肢大來提　天心穴上分高下
再把螺螄骨上燒
口吻心澆并氣喘　故知死兆欲入緣　鼻紅嘴黑筋無路
命在南柯大夢中

經驗灸法

治急慢驚風危篤不可救者先當兩乳男左女右灸三壯顖會三壯手足大指角以物縛兩手大指作一處以艾騎縫灸男近左女近右半甲内之間三壯　先腳後手可服陽又尻骨上三壯癇病起死之術甚妙

治月内嬰兒胎驚搐搦涎壅眼目直口禁飲食不下一切响氣皆治百會三壯人中三壯顖門週圍四角三壯鼻上天庭穴七壯小兒初生臍風撮口不能飲乳腰背俱痛不可俛仰取然骨穴刺入三分灸三壯

小兒死症青色如針兩目下盧医也須怕忽然腹痛面青時何必更求医青色横目及入耳者候之知死赤侵眉間死無疑七日可為期

青色如絲入口裡報君三日裡黑色又遶眉命殂何太速黑起眉間

也不良十日定知亡人中黑色入口裡必做黃泉鬼眼目自開睁睁

開死信也將来水腫之病目輪黑報道腎經絕久咳唇白及遶眉死

候不多時孩兒吐血　鼻又白命殂救不得久病忽然面如粧必定

見閻王目睛無光又直視禍祟三朝至更有瞳人不轉動休將良藥

用口噤全然不進乳此病終難許瀉出之物如瘀血孩童休望活痢

久不食又咬人終与鬼為隣泄痢不食獎又来如何得命回久吐不

止又吐此痰終倒數耳内生瘡黑斑出医人休逞術久咳四肢皆厥

冷必起棺材等下糞青色不止時不必望生期小兒腹脹喘又粗終

須向死途這般諸惡症枉費用功夫虎口有三關風氣命相扶青紅
驚急症黃黑水傷殘紫色主驚搐青紅熱在肝關中有五色節節看
紋班風關通九竅色色是風文未过三關脉相逢論可生氣關從命
論因氣便成形關中青与白定是病食傷生　青　黑定遭凶过了
三關節良医揔是空氣關有五色一命定歸陰唇尖珠子起起来時
目色防驚不用疑此是熱熏輕与重病源一七自然痊孩兒兩目白
睛中青色相侵有病攻此是烝傷榮与衛急宜調理得從容凡看孩
兒兩目中白珠黑色不堪逢更看形体多危惡不是遭驚便是風三
阴三阳赤脉侵入目須知禍患臨若还一七無他事一月还知定死沉

三脉三脉微腫起還飡宿食腹又膨脹脹出汗身微熱睡卧無時渴
不停人中兩畔赤與朱熱積肝傳在肺居定知小便淇汗色渴尤瀉
肺自然除肺受風寒冷氣侵鼻中清涕不曾停相傳發熱兼壅滯溫
煖渴尤痛必輕　手上青文恰似針良医子細問原因被驚之定無
人識赤色須知痢咳臨壽宮有色黑如煤三日為期定有災莫道孩
童無疾病也須陰毒赴陽臺涼心解毒自消除山根有色見青紋居
弦上下赤如珠臟腑之中熱有余睡卧不安須熱甚涼心解利自消
除山根有色現青天入目須知命不存休問青黃赤白黑水淋仍兼
牛馬驚啼病見時無毒害鎮心調理得安寧顋顴文上有青紋入目

須知命不存休問青黄与赤白見時童子似無魂小兒亦难量赤白兼青黑又黄若与四時為児道五行相〃始為殃四季之中準看頭春得庚辛夏壬癸秋見丙丁冬戊己驚児之候是其由顱門腫至印堂時五臟風邪早〃医疎瀉袪風去熱為忽然腫痛死無疑色青色白至唇端変易無時仔細看瘦利無時兼瀉痢調脾理氣自然安師父傳流諸悪候面黑青時壽不長肚大青筋皆死症〃恐連心有大紋眼生赤縁是难量青〃問之中甚不祥若有乱紋鋪目上更兼赤脉童先光顱門腫起為風疾胃冷之時也不常鼻黑如煤兼渇甚七日之中命必亡目多直視白睛黄舌細声塵悪不可當若是忽然看物慢

須知不久命應亡鼻上青多兼黑色口唇青色柰之何忽然變作鴉聲叫猿童不久付沉痾虛舌出口眼無力氣急唇青命必亡叩齒之人難望活聲孤魚口善施方蛔虫出則有驚悸口鼻之中出不然或有青色兼黑色須知天命入黃泉腳上生瘡痛不常下氣頻頻更滑腸兼沸汗流身熱甚手摩胸膈命遭殃

孫真人錢氏陳氏小兒秘方

人稟天地陰陽造化之氣陰陽順行精氣清爽陰陽逆行則亂雜復生蓋因冷熱不調陰陽失序以作寒熱顛倒昏沉故小兒失其調理而作煎爍使父母偏僻之見衰老榮枯俱是陰陽節度而無差殊矣

却説男兒推上三關爲瀉除熱退下六腑去寒無差仍有小兒昏沉霍乱口眼喎斜手足掣跳一切俱有口訣開列于右先須推擦然後灯火焠根按穴而行無不隨手而應方無失一矣

辨症口訣

五指梢頭冷驚來不可安若逢中指熱必定是傷寒中指獨自冷麻痘及相看兒心熱跳是自嚇熱而不跳是風干涼而眼垂是驚搐與是入門採候丹

顖門八字好非常筋透三關命必亡初關乍入易進退次節相逢亦可防

筋在坎下防三載筋在坎上即時亡四季本色全無害医者尤當仔細詳筋赤必定因膈食筋青端的水風傷筋連大指是陰症筋若生花生不祥筋帶懸針主吐瀉筋紋關外命难當四肢癱軟腹膨脹吐乳还因乳是傷魚口鴉声并氣急犬吠人嚇自驚張二十四驚推早好若还遲推命必亡天仙番下真方訣後學尤當自意詳

看筋口訣

湮曰男左女右以分陰陽外呼內應以通五臟六腑之次第乃傳心法也青白紫筋直上印堂者易救斜行串兩眉属坎离二卦其筋者难治青白紫筋头串無名指三關者易治但凡看筋者須從本筋看

起或掐或焠然後諸穴俱掐一遍其症易好方是良医
朝綱大乱絶人踪雲漢先忙掣電紅太白真人推自擱馬郎傳此救
孩童
此訣黄天降得真分明說与世間人手足六腑脾胃氣眼睛却与腎
通見
两耳〻均〻幸得句要知上下理和平小兒立醒不妨事中指还將掌
内輪
悠優清氣入依旧口掉眼畫命难當嘴歪斜直人易救四肢热應不
須忙

天心一点徹膀胱三氣燒痛甚堪傷由斯絕却腎堂氣閉塞其孩命不長

天河水过喜清紅兩下依交黑白沖掌內若寒难救兆四肢麻冷定然凶

阳硬氣少多昏沉指上筋紋紫色尋陰軟鼻氣分大小眼黃指冷要調停

心肺肺[干]胆腎相連寒熱交加作楚煎膀輪上下令愍見眼黃指冷要調痊

口中氣喘熱难當嘷得傍人嘆可傷筋过横紋人易救若居以位

定遭下

吐瀉皆因筋上轉橫紋四肢小提韁天心穴上分高下再把崑崙骨

上燒

鼻通[illegible]氣不和多驚死孩兒臉上过火膝傷金心肺刺牙黃口

白金人病

口栈心吼並氣纏故知死兆嘆人緣紅唇黑筋無命去丢在南柯

一夢边

一赤筋為浮陽屬火以應小腸主霍乱外通赤色筋亙則燥熱却在

首位掐之則陽火散也

二青筋乃屬木以應肝膽主溫和外通眼目反則亦澁冷熱之淚多流却在坎位掐之則目日明

三捴筋故居中位乃屬土是捴五行以應脾胃主熯外通四大而生腸鳴反則霍亂吐瀉痢疾之症往中界掐之則四肢舒暢也

四赤淡黃筋居中分界土火兼備以應三焦主半寒半熱往來外四大週流反則生壅塞之症却向中宮掐之下通元氣而除寒也

五白筋爲濯陽屬金以應肺與大腸外通鼻竅生微涼反則胷膈脹滿腦背生痰氣當側界後掐之則愈也

六黑筋乃屬濯陰水以應膀胱和腎筋通兩耳主冷氣反則尫羸昏

沉在边位揗之則患者温和也

朱氏痘疹方論

朱氏痘疹方論

《朱氏痘疹方論》不分卷，清孤抄本，一册。明朱禄、朱師孔編著。原書成于明隆慶己巳年（一五六九），抄本避康熙諱，「弦」字缺筆。朱禄，京師（今北京）人。時任聖濟殿供事、通政司經歷。以醫知名于時，撰有《朱氏痘科全書》四卷。嘗與諸名醫各出醫案及秘方，由郭鑒輯《醫方集略》七卷，刊刻于世（見《中國醫籍考·醫方集略跋》）。朱師孔，時任禮部教習官，書中自叙其幼承祖業，行醫四十年。是書無封面，正文前有撰者叙文，署『聖濟殿供事通政司經歷文林郎朱禄謹撰　隆慶己巳春正月二十五日禮部教習官朱師孔識』。書前無目録。書高二十點四厘米、寬十三點五厘米。無版框界欄。首葉鈐『紹興裘氏』『讀有用書樓藏書之章』『中華書局圖書館藏書』朱文方印，可知此書原爲裘吉生所藏，後藏于中華書局圖書館。

是書論治痘疹，首先從理論上詳解痘與疹之名、之義、之因、之症等，包括《議痘名義》《議痘疹名義》以及《痘疹義解》三篇。如疹之名，乃京師所謂，『天下各省名各不同。在蘇松曰「沙子」，浙江曰「醋（痞）子」，江右湖廣曰「麻子」，山陝曰「膚瘡」、曰「糠瘡」，各省之名雖不同，其症則一，皆以其色、其形象物而名之也』。對于痘之因，認爲『胎毒同臟僻于一隅，必因時邪外感内蒸，以致邪并癸水，逆流而上，與水火相剋，五臟之邪内應乎外，自裏達表，故其邪流布周身，必見五臟之症而後乃見其症之作』。而疹者，『其症雖云内發，蘊于肌肉、皮毛，居表者多，故與傷寒之邪藏于皮膚者類，始作必因外感内傷致動太陰，濕土蘊積君相二火而然，故其症内爲胎毒，則與痘症同，外居于表，則于（與）傷寒類』。

其次載《治痘規要》，提出要始終把握痘之要領，『斯疾之作始自淫邪、胎毒内藏，因外邪激動，自下以逆上，水火相剋，自裏以達表，外遏內壅』，得其要領，明其旨趣，方可循規蹈矩，察其輕重，審其虛實，而爲治療。具體分述《發熱三日形症治法》《痘瘡一日二日三日治法》《痘瘡四日五日六日治法》《痘瘡七日八日九日治法》《痘瘡十日十一日十二日治法》《用升麻湯辨》《問答痘瘡輕重之由》《驗出痘秘要》，根據痘之病情發展變化，以出痘時日爲綱，症狀爲目，判斷痘症輕重、用藥法則以及預後吉凶。在痘現之初，若症狀尚輕，身體健温，神氣安寧，不宜忽視，但亦不可妄動，療治宜謹慎將護；若痘勢稍多，形色不快，察其形色，予相應藥物。載治療方藥三十七首，包括升麻葛根湯、羌活散、導赤散、參蘇飲、惺惺散、升解散、二陳湯、四苓散、犀角地黄湯等。其後載《天庭雲壓圖》《托頞圖》《天庭圖》《雲壓圖》《天庭托頞圖》《夾腮圖》《虎鬚疔圖》《骨疔之圖》等十四幅面部診視圖，并作説明，如《天庭雲壓圖》：『若犯此勢，但看兩腮，比此在少，渾更可醫。如天庭上者，甚難療治，慎之。』《虎鬚疔圖》：『如此上唇上，四五日忽然發出，或五六個，須臾之間，隨即出紫血水，以四聖散塗之。若不治，其人煩亂。衆痘變色，俱歸之于內，身亦生疔。喉中有疔必死。』

隨後載疹證，包括《驗出疹秘訣》《不藥而愈一條》《或用藥而愈一條》三篇，以及朱師孔之撰文，根據疹瘡的發展階段辨證論治，認爲在疹證初期或輕症時，衹需調理飲食，戒麵食葷腥，即可不藥而愈。用藥太早，易耗傷元氣，以致出疹時出現變症，『或嗽而變喘，或出一二日即隱，或作大瀉，或合目而喘者，醫用藥早之害也』。其治法『多不在五日內用藥，必待見疹方用，徐徐升表，用藥亦有次第。凡一劑藥必作十二三次服，况疹在皮裏膜外，若一劑作一服者，藥性推之太急，至令煩燥譫語，尤宜慎之』。在疾病治療過程中，也强調顧護胃氣。載升葛透斑湯、升解散、清肺消毒湯、解毒化滯湯、透斑和中湯五方。

最後載『脉法』，包括《診小兒脉法》《老少异脉》《婦人脉》以及《諸病宜忌脉》。小兒脉診分半歲以下、三歲以下、三歲以上，不同年齡階段采用不同的診察方式。諸病又分列傷寒、中風、咳嗽、吐血、脱血、帶下、虚損、中毒、喘急、衄血等二十九種病症之宜忌脉，如中風宜浮遲忌急數，虚損宜濡緩忌細數，喘急宜浮滑忌短澀，下利宜沉細忌浮大等。

是書爲痘疹專書，從理論釋義，到臨證辨治，再到具體方藥，內容豐富詳實，簡明精要。書中內容除朱禄、朱師孔所撰外，亦有先賢及朱氏子侄之功，書中有云：『延諸弟子侄，竟日講究先賢之方、祖遺之術，兼以日用常行事宜，各思其長而求至當，以救沉溺，勿苟勿怠。』可以説彙集了朱氏一門之經驗，可資借鑒。

（熊　俊）

目録

（序）……一六七
議痘名義……一七〇
議痘疹名義……一七二
痘疹義解……一七五
治痘規要……一七七
發熱三日形症治法……一七八
痘瘡一日二日三日治法……一八一
痘瘡四日五日六日治法……一八七
痘瘡七日八日九日治法……一九二
痘瘡十日十一日十二日治法……一九八
用升麻湯辨……二〇四
問答痘瘡輕重之由……二〇六
驗出痘秘要……二二〇
天庭雲壓圖……二二二
托頦圖……二二三
天庭圖……二二四
雲壓圖……二二五
天庭托頦圖……二二六
夾腮圖……二二七
虎鬚疔圖……二二八
骨疔之圖……二二九
單鎖口疔圖……二三〇
雙鎖口疔圖……二三一
單拘腮疔圖……二三二
雙拘腮疔圖……二三三
鎖喉疔圖……二三四
錦紋之圖……二三五
驗出疹秘訣……二三七

不藥而愈一條……二三八
或用藥而愈一條……二三八
次出之圖……二四七
診小兒脉法……二五一
老少异脉……二五二
婦人脉……二五三
諸病宜忌脉……二五五

朱氏痘疹方論

凡出痘必假時行氣候。自南至北。嚴寒之時。忽有暴煖折於盛熱。小兒感之無由發散。或因傳染而得者。夫痘乃乳母懷孕積熱之所致。遇有所感。須假前時而發。五臟各見一証。呵、欠。頓、悶。煩燥。口渴。夜卧、驚悸。手足稍冷。面燥腮赤。身似戰動。重則譫語。作搐。口舌俱燥。紋舌咬唇舌舒。昏沉不省人事。此數者皆發証之由。雖有前証。又看其熱。一日至三日見形者。此為上策。熱一日至二日見形者。十全八九。熱一日至一日半見形者。十有二三。熱一日即出者。十有九死。隨熱隨出者。十死無生。此驗痘之輕重也。

痘見形一日至三日。乃心氣用事。用藥乃匀氣利小水。至兩日之後。急退熱。未至三日。須望噴嚏早來。毒氣盡歸皮膚之上。頭面稀少。眼中無者輕。痘瘡雖多。顆顆伶俐。色道鮮明。亦輕。雖用藥不過三五劑。亦收其功。若一日至兩日熱出者。其痘較之比前更多一倍。用藥同前。須多服之。更審禀賦血氣之強弱。亦照前用藥調理。若一日至一日半熱出者。亦看色道如何。不赤不燥。聲音清亮。無咳嗽。身熱早退。更當用藥調理。隨勢隨出者。其証凶危。雖用藥不能收功。

四日至六日、乃肝氣用事。若一日至三日熱出者。顏色漸盛。肥滿光澤。不必服藥。

若一日至二日、或一日半熱出者。必起發欠充。痘頂上有陷窩。須用養氣血藥治之。若帶深赤色。無光澤。有痰。有嗽。此大毒太盛。雖治而吉凶相兼。

七日至九日。乃肺氣用事。乃成膿之日。膿亦漸盛。根下紅色緊緊。附載膿角下光澤如珠。隱手。聲音洪亮。身比前五六日更熱些。此乃蒸膿之兆。飲食如常。大便固秘。如有此證不必服藥。須要時常看之。隄防一時氣血不長。須待結痂無他疷。此為謹慎之一端也。若有忽然腹鳴放屁。大便頻。夜煩不睡。作癢。聲音漸軟。須用溫中養氣之劑調理

十日至十二日乃脾氣用事照前收順飲食如常收痂如常亦不須服藥凡有

别症載於後方開載調理

聖濟殿供事通政司經歷文林郎朱禄謹譔

隆慶己巳春正月二十五日礼部教習官朱師孔識

議痘名義

夫痘者亦瘡疾也立名之義既異而又以天花聖瘡百歲瘡稱之此固大不同於他也世之育子者未經手此其心惕惕然不自安惟恐其傷生不知所慮雖深無益于事甚則不能必保有謂兒為客边人者以為必過此關方為成人每聞

是疮之作心胆俱落而以為渡江海之險吾輩世業此醫目覩世人危懼早夜沉思惟恐術有未精故延諸弟子姪竟日講究先賢之方祖遺之術兼以日用常行事宜各思其長而求至當以救沉溺切苟勿怠謹議若干篇于後

議曰人得陰陽二氣以生其父母自禀之氣清正知七損八益之道七情六慾之懲而謹守之則成胎不清不正者未之有也若父母恣情酒色沉身嗜慾守之非正則成孕欲其清正未（必）之（不）能也設有愚夫婦生兒清正躋登上壽此必日之所為悟合于道或煩囂暫棄俗慮偶忘使心安而体泰精積而神

全成孕清正適合乎道此得天之正也古有謠邪胎毒之說豈無所自乎其禀之邪正清濁既得于先天成胚之初而居腹十月又賴母氣以養胎故母寒子寒母熱子熱蓄此惡毒于形質出胎之後化而為痘為疹為諸毒矣吁其邪得于先天之氣精血胎胚之時源也益于母氣養胎肆精寒熱之剖流也夫源流皆清無毒者上壽也源清流濁有毒者多病也慎之未必能享天年流源皆濁有毒者夭也源濁流清有毒者多病也慎之亦必能享天年也

議痘疹名義

議曰瘡以痘名何也其形似豆故云爾其在上古雖有而名義未彰考之方書漢前之書不見談載至拓拔魏時始有痘疹之稱以其似豆象疹而多痒也其名始著于世先賢雖象形命名其藴奥之義深矣請詳議之豆者五谷之一得天地之正氣以生而養人者也以五谷配合而言之在天六氣則應于寒在地五行則合于水在人五臟則配于腎在歲四時則主于冬其形圓而膚裏于外有天地包羅混元之象中外為二有陰陽之義其色有青黄赤白黑之五又得五氣之正色此五谷中最异者也人之有生必罹一瘡不能苟免雖爲瘡疾實得于天地父母之正氣其形圓有混元包羅之象表裡為二有陰陽之義其色得五氣之

正内出五臟外應六腑以至經絡百骸均受其毒其生長成實各限日數陡然而作倏然而安不能逾乎時刻此所以大异于凡瘡他症也先賢目睹其形症旁覌萬物固有取于豆焉豆有耕耘收藏之時此症有生長成實之日義理相符而名此瘡曰痘不亦宜乎後世之人累見其症人不能免又以百歲瘡天瘡聖瘡名之其義理至矣盡矣又疹者亦痘之末疾也又為一疾惟二經受症凡痘五臟之比二經者脾肺也外陰于手足太陰合于肌肉皮毛其邪之蘊辟天地不正沴戾之氣故曰疹也其疹之名京師所謂也天下各有名各不同在蘇松曰沙子浙江曰醋子江右湖廣曰麻子山陝曰膚瘡曰糠瘡各省之名雖不同其症則一皆以其色其形象物而名之也

痘疹義解

痘疹之義既不同形疮日数亦有异請拆解之痘者胎毒同臟僻于一隅必因時邪外感内蒸以致邪併癸水逆流而上而水火相尅五臟之邪内應乎外自裡達表故其邪流布周身必見五臟之症而後乃見其疮之作發熱驚怖面臊腮赤者心也目直叫哭呵欠頓悶者肝也嘔吐或瀉手足稍冷者脾也乍凉乍熱咳嗽嚏噴者肺也耳尻冷者腎也其疮俱見表裡熏蒸三四日間方始見形為紅点如蚊虱所齧遍身漸長續出三日而齊紅点既齊變成水泡漸長漸綻亦三日而齊水泡既齊變成膿泡漸肥漸滿亦三日而齊膿泡既齊漸轉蒼蜡色而

收斂漸靨漸脫痂疕亦三日而終後間以十二日始終十四日而愈矣古謂聖瘡豈

虛言哉疹者雖痘瘡之比亦由胎毒藏于脾肺蘊于肌肉皮毛有待外邪而作者

也然其症雖云內發蘊于肌肉皮毛居表者多故与傷寒之邪藏于皮膚者類

始作必因外感內傷致動太陰溼土蘊積君相二火而然故其症內為胎毒則与痘

症同外居于表則于傷寒類面燥腮赤眼胞亦赤呵欠頓悶乍涼乍熱咳嗽嚏噴

手足稍冷夜臥驚悸疹病与痘傷寒此三症大同小異惟不拘長幼身發大熱咳

嗽連聲者是毒异也必熱一作五六日後見紅點遍身如麻如藻世俗謂此一日三

出三日九出後方齊透然亦不拘于此只在三日之間從面至胸背從腰背至手足

隨出隨沒以偏身紅透為美斯疾内出自脾肺至肌肉皮毛見於外惟亂氣之氣形色而已消天地之沴氣宜矣

治痘規要

治痘之法先賢方書詳載至矣備矣然各賢或因地勢南北或因歲氣盛衰定立主見後人因之獲效因多歧惑者亦有得效者敬之如神明遇惑者畏之如蛇蝎甚則不審機宜直謂其方書之失良可嘆也經云知其要者一言而終不知其要流散無窮正謂此也然斯疾之作始自淫邪胎毒内藏因外邪激動自下以逆上水火相尅自裏以達表外遏内壅知其要在於此立為主治之方豈有流散無窮之失

既得其要領漫明其旨趣只宜循規蹈矩察其輕重審其虛實而爲治療攻守之者不宜偏執已見妄作聰明務外詭怪之說奇奇異異之方眩惑人耳目戕賊人性命余幼承祖業今四十年矣醫行既久疑慎益深謹向諸弟子侄將祖遺之術參先賢之方集自行所得分爲條格列具于後

發熱三日形症治法

一發熱之時五臟症耳冷手尖冷眼光如水知爲痘症並有諸疾是平症也宜靜以待之不宜輕率妄動致傷真氣或微感風寒若表熱太甚或喘促氣急煩燥不安神思昏亂驚悸叫哭此表邪外遏內邪壅滯不得出宜微發表

邪用升麻、羌活散之類散其表而内邪出矣若熱極狂燥譫語目瞪舌吐昏不知人或驚惕發搐此内熱壅盛邪不得外出必用導赤散加升麻、硃砂和水以治心火俾内外和平而毒自出若微感又兼傷食以參蘇飲去参加山查青皮若傷食胃氣則以升麻湯加枳殼山查神曲青皮前胡之類使胃氣和而肌肉疏利

凡此數者是正治之法其變症亦有變極之治詳具于外

升麻葛根湯

升麻　葛根　芍藥　甘草炙各等分　水煎服

羌活散

羌活 防风 甘草 白芷 川芎 生地 黄芩 细辛

姜三片 枣一枚 水煎服

導赤散 治瘡疹發热 右感小便赤澀煩燥多渴用此解之

生地 木通為君 黄芩 甘草 竹葉作水煎服

参蘇飲 外感風寒内傷生冷發热惡寒喘嗽瀉秘 并皆治之

人参二分 紫蘇 葛根 前胡 桔梗各四分 枳壳炒二分半 陳皮 半夏

茯苓各九分 甘草 姜三片 枣一枚 水煎服

此症皆起必由感冒傷寒食母症而發 若感冒風寒則用升麻葛根

湯解若夾食感冒則參蘇飲去人參加神曲青皮山查麥芽厚朴之類和中解表若傷食亦用參蘇飲去參及紫蘇表藥加減入前消導之劑七三方乃痘瘡初熱一驚似天吊最穩妥之藥惟疹瘡表藥多壹其惺惺散亦可用之

惺惺散 治小兒渾身壯熱頭痛喘嗽傷寒瘡疹發熱似天吊未敢服他藥者當 用七方

人參三分 白朮 黃芩 甘草 白芍 天花粉 桔梗 細辛 川芎各五分 姜三片 薄荷一葉 水煎服

痘瘡一日二日三日治法

一痘見之初如蚊虫所嚙紅點一日至三日自細漸大頭面稀踈周身亦少肥滿光澤紅活明淨身体漸温神氣安寧不宜輕忽用藥妄為療治只宜謹慎將養若痘勢稍多形色不快察其形色邪居表多喘促煩燥叫哭驚悸則宜升解散以升麻前胡川芎之屬為君和表以清裡察其形色邪居裡多驚悸狂叫目直煩燥宜升解散以木通生地黄芩為君清裡以達表若兼飲食傷胃肚腹膨脹或作疼痛以升解散加枳殼查若作吐以升解散合二陳湯若渴者以升解散合四苓散若内熱大盛目直狂叫昏不知人小便黄赤以升解散和水元辰砂若痘色紫赤乾枯以

升解散合犀角地黃湯若內熱秘結肚腹膨脹狂燥譫語以升解散加枳殼大黃若遇夏月或中暑或傷熱痘形乾燥昏不知人痰涎壅阻或大作狂燥以升解散調甘露散主之若痘形如常痰涎潮塞先用抱龍化痰散或去射抱龍丸必用升解散

升解散 治小兒痘瘡一日至三日煩燥驚搐

升麻五分　芍藥八分　川芎一錢　生地一錢　木通二錢　黃芩一錢　茯苓八分　甘草五分

水盅服不拘時

若未形作搐忽發譫語舒舌目直用水丸辰砂以升解散湯調一錢若大便

秘結當用蜜煎于谷道送入候便出辰砂其形如痰涎之狀前症即解此法甚妙若一日至三日色赤不起發用升解散加牡丹皮若三日忽然上唇腫起其勢甚危用升解散加連翹牡丹皮若腫消者可治不消者難過七八日之間

二陳湯

半夏　陳皮　茯苓　甘草　姜三片水煎服

四苓散

白朮　茯苓　猪苓　澤瀉　水煎服

犀角地黄湯

生地二錢酒洗　牡丹皮一錢　生犀角一錢鎊　白芍藥二錢酒炒　水煎服

甘露散

石膏堅白而有墻壁手不可折者　寒水石軟而微青黑中有細紋者是各二兩　生甘草三錢

右爲細末每服一錢或服五分食後溫湯調下

辰砂化痰散

辰砂　半夏麯　胆南星　枯白凡　姜水調服

抱龍散丸

天竺黃一兩　胆南星四兩　硃砂　雄黃各五分　射香一錢

去射干無射抱龍丸　右爲細末甘草熬膏爲丸芡實大薄荷湯下若治痰加貝母炒黄芩麥冬各五錢

初起紅點出自頭面上下希踈身熱漸退根窠紅活尖圓肥實不須服藥若一日二日三日紅點形乾枯赤燥不紅活不起發日用升解散一帖至起發紅潤而止不拘稀密痘陷肉內色白脾胃虚弱或作泄瀉當用升均湯一帖亦至起發紅活而止若暴注大瀉亦用升均湯加猪苓澤瀉茯苓炒黄芩

升均湯

升麻 川芎 芍藥 木通 生地黄 人參或減或用 白术

茯苓 甘草 水煎服不拘時

痘瘡四日五日六日治法

一痘自見紅點為始至四日五日六日其紅點漸為血水泡其四日以紅點而長其形尚小其色尚赤故為血泡至五六日其形漸大其色漸轉白而光潤有水色故為水泡若其本來稀疎肥滿光澤紅活明淨不須服藥只宜調度飲食謹慎風寒若本來稀疎形体亦好發長稍遲只須飲食中助者如鷄肉胡荽酒番葡萄之類助之以起發為度若其痘稍多形色不光潤若或形不起而色不光澤

或色光潤而形尚細小俱以滋榮助痘湯主之若其形細乾枯當以調榮助痘湯合犀
角地黄湯消毒飲爲治若其形細小其色淡白當以調榮助痘湯合四君子湯保元湯爲
湯爲治若痘形色俱好大便溏瀉以六君子湯加升麻川芎山藥芍藥治之瀉甚
加木香訶子肉果若有痰嗽（陸）用去射抱疏飞若五六日痘不發以人牙散救之繼以
調榮助痘湯若痘匀飽漸漸長發肌皮之間又起細紅點遍身爲痘夾疹宜用調榮
助痘湯倍加升葛治之若痘出匀至五六日漸起之際忽其中有變紫黑色下有根爲
痘疔宜服調榮助痘湯加番白草地丁外以銀針刺破出紫血净點四聖丹以轉紅
白爲吉

滋榮助痘湯 治小兒打嚏噴身凉三四五六日不甚起發者宜用此方

芍藥五分 当歸八分 川芎八分 僵蚕四分 全蝎四分 天麻八分 紅花五分 防風五分

荊芥五分 乾葛五分 升麻三分 陳皮三分 茯苓五分 半夏五分 甘草三分 桔梗八分

姜三片 水煎服不拘时

犀角地黄湯

生犀角一錢 白芍藥二錢 酒炒 牡丹皮一錢 生地黄二錢 酒洗 多水煎服 熱甚加黄芩

活血消毒飲

当归 川芎 芍藥 生地 荊芥 防風 牛蒡子 連翹

茯苓　甘草　水煎服

四君子湯

人參　白朮　茯苓　甘草　水煎服

保元湯

人參　黃芪　甘草　姜三片水煎服不拘時

六君子湯

人參　白朮　茯苓　甘草　陳皮　半夏　姜三片水煎服

人牙散

以人牙不拘多少，燒存性，少加上血竭，為細末，量大小糯米湯調下。

四聖丹

珍珠大者十四粒　豌豆四十九粒，燒存性　亂髮一把，燒存性　干胭脂

右不拘多少，以上各味共為末，點黑痘內。

紅點至四日、五日、六日，當成水泡，若紫赤稀疏肥滿潤澤，再無他症，不須服藥。若形悴色燥不得起發，當日用保榮助痘湯一帖，出起發紅活而止。若人本虛弱，痘形萎弱，亦用八珍湯、十宣散加減服之，或八珍湯、十宣散兩保榮助痘湯參用亦可。

八珍湯

人參　白朮　茯苓　當歸　川芎　芍藥　甘草
熟地或減或用　水煎服不用引

十宣散

人參　黃芪　當歸　川芎　官桂　防風　桔梗
厚朴　白芷　甘草　水煎服

痘瘡七日八日九日治法

一痘自見紅點至七日若痘本稀疎漸待白膿至八日稠黃膿九日
待蒼蠟色肥滿光澤紅活明淨不必服藥惟謹調理當此之際是

氣血兩虛現其色白而嫩為血虛頂陷不起為氣虛俱宜用八珍湯大補湯中主氣虛者四君子湯為君血虛者四物湯為君若頂陷色嫩不起發膿灌遲以十宣托裏主之若有痰胃氣不和即于三方合二陳湯治之若忽然漏出青黃黑赤粘膩之物膿疲皮皺之類乃毒出也此類不足畏但不可令失脾氣當以六君子湯加益脾之劑或錢氏白朮散主之若瀉稀溏糞乃脾氣虛當用白朮散加補脾之劑甚則加澀劑亦平若瀉水穀不化當視其疾疾或久或新暴當以白朮散合四苓散若稍久以白朮散加溫補兜澀之劑若虛脫之甚木香散合白朮散但痘之劑故

痰嗽者去射干犹加陈砂化痰丸主之若痘体热盛无变出表里有根

者用银针刺破出血净无四圣丹内服四物汤加蕃白芷地丁痘毒

稍多脓浆虽有八珍汤大补汤托里汤之类宜日用一帖以防内虚作变

若痘稍多眼未开闭不可轻动只至九日之后方开亦有至十四五日者若太迟

则乳汁润之浓茶洗之自然开矣至浓浆足时微有寒战咬牙以大补汤主

之若初灌浓及浓成发微痒只以乳香烧薰若痒甚以大补汤用生地黄

加蝉退白芷若脓成熟转苍色将敛之时忽皮肤之间红斑如云俗谓

盖痘汁若浅红而微不必治若红赤成或紫色宜大补汤加防风荆芥

甚則加連翹牛蒡子有發極成泡泡破見肉或膿水不干者以滑石粉或[illegible]末

蒲黄俱可敷之

排膿托裏湯 治小兒痘瘡未收未斂十日至十二日者

人參一分 黄芪一分半蜜炙 白术五分 茯苓五分 芍藥七分 當歸一分頭身酒浸一日

川芎六分 防風五分 白芷八分 桔梗一分 甘草五分

若不起發加蟬退二分或三分若腸鳴放屁大便頻加木香丁香官桂水一鍾糯米一撮不拘時候服如再不止用異攻散一錢半紅棗湯調下

十全大補湯

當歸　川芎　芍藥　地黃　人參　白朮　茯苓　肉桂
黃芪　甘草　水煎服
四物湯　治小兒痘瘡七日至九日頂陷色白漿灌不滿足
當歸　芍藥　川芎　地黃　水煎服
白朮散
人參　白朮　木香　白茯苓　甘草　藿香　干葛
右為細末每服二錢水一鍾煎半中溫服
木香散

木香 大腹皮洗 人參去芦 桂心 青皮去穰 赤茯苓

丁香 前胡去芦 訶子煨去核 半夏姜製 甘草炙各二分

水泡出至八日九日若濃窠已圓肥滿光澤大小便如常不須服前

若濃窠足頂陷色白只用十宣散一帖加白朮蟬退去濃成而已若

氣血不足只用十全大補湯若灌濃時忽自痢青黑黄黏黏之物或瘀沫

此惡出之遍數甚多不足畏只用七味白朮散若惡物已盡繼以溏瀉即白朮

散加肉豆蔻訶子若滑甚豆蔻丸亦可

豆蔻丸

黄連二分　肉豆蔻　南木香各一分

爲細末粟米飯丸如黄米大每服用小米湯送下十五丸或二三十丸日夜多夜四五服

异功散

木香二分半　當歸二分半　官桂二分去皮　白朮二分　白茯苓二分去皮　陳皮一分去白

厚朴二分薑製　人參二分　肉豆蔻二分麪包煨　丁香二分　半夏一分半　附子一分半炮

薑棗水煎服

痘瘡十日十一日十二日治法

一痘自始至十日當收歛結痂痂疕全愈大忌三日前收成之時遲速亦

同若痘不多不少膿灌滿足必依期而收其痘亦肥滿光澤脫痂之盤亦肥滿充起
此爲上等不須療治只宜謹風寒節飲食蓋痘以百脉虛損故也若痘少則收早而
速痘多收遲而慢痘出不多不少若膿極無收早一二日亦無害遲一二日亦無害惟恐
痘正盛時陡然注乾遂至偏身此爲收急因元氣不充而痘毒太盛宜托裏消毒散
之或痘正盛偶然陷伏而不結痂者中氣虛而脾寒不能收斂也宜托裏散白术
散甚則木香散若痘無別故而收遲者乃氣熱蒸之手足不結痂者以犀角磨汁
解之如痘已結痂偶然偏身紅斑亦謂無蓋痘後宜以活血消毒散主之若已結痂
眼目尚閉不開曾有至十五六日者甚至十八九日者但以人乳汁調之濃茶洗之

若腫而不潰當用犀角消毒丸或活血清毒散若大便燥腫痛甚者酒煮

丸宜用之若痘已落痂後作癰疽瘡癤而起俱以犀角消毒丸活血清毒散

消毒飲之類若癰疽成膿宜以十宣托裏之類痘後傷食者大安丸傷風者惺惺散

托裏消毒散 治小兒痘瘡十一二日將收斂之際

黄芪炙一分半 白朮一分 茯苓八分 陳皮五分 芍藥七分 當歸七分

桔梗一分 防風五分 荊芥五分 連翹五分 甘草炙三分

若大便難聲音不清去連翹加牛蒡木香

犀角消毒丸

犀角　生地　當歸　連翹　牛蒡子　桔梗　荊芥　前胡　防風

黄芩　薄荷　甘草　以上除犀角另取末，修合碾，煉蜜為丸，如芡實大

活血消毒散

當歸　川芎　芍藥　生地　荊芥　防風　牛子　連翹

甘草　水煎服

瀉青丸

羌活　川大黃　川芎　山梔　龍膽　當歸　防風

為細末，煉蜜和丸如雞頭大，每服半丸至一丸，竹葉湯同砂糖溫水化

下加辰砂更好

大安丸

山查取肉二斤蒸 神曲炒 半夏各二两姜製 蘿蔔子炒 陳皮 連翹各五分

白朮二两 茯苓一两 為末粥丸即保和加白朮也

膿泡黄白色綠蒼蒿色漸結痂疕而愈矣脫痂之後瘡瘢紅潤向上若白陷為

不足諸虛宜慎防若收斂脫痂之後云化故尤宜慎起居節飲食若有紅

腫似疽瘤未成膿用活血散消毒散已成膿用十宣托裏散若痘後餘毒入目即生或紅

腫或生瘡瘤白翳用羊肝消毒散毒入目及生瘡瘤並目舌生瘡俱宜用犀角消

毒尤若疫喘嗽用去射抱龙丸若痘后伤风发热用惺惺散若伤食即以前

初热疑似之间伤食药治之

平肝消毒散

当归　芍药　生地　川芎　荆芥　防风　蝉退　黄连

龙胆　白菊　谷精　甘草

三僊散

以人猫犬粪腊月辰日烧存性为细末量大小糯米汤调下此方是刻剂

若五六日起起必继以清荣助痘汤八九日起起继以十宣散十全大补汤之

翻由附

用升麻湯辨

讀書不必穿鑿，惟順其文義解之可也。古方用升麻湯治痘瘡已發未發，此未發者未見形之時也，已發者已見形之時也。或謂未發為未見之前也，前人之言平辨以或謂已發為疏痂疵之後，近乎穿鑿矣。請申辨之。痘瘡之毒蘊蓄于內，自裏達表者也。古人所謂未發者，乃初意其未見斑點之時，於似未明，然其毒外遏內壅，不能透出，故用此方解肌疏表，俾在內者易出也。所謂已發者，乃斑點已見及空泡之時，然其表塞裏壅，發長

遲慢致生他變故用此方疎表透肌使其易成實也若其膿泡成實之時和
盛于表而真氣内虚治法只宜托裏而大補之詎敢用此方乎其焮痂
死收斂之候毒氣出而精氣耗百脈虚損云餘毒者宜安養有安養比
宜再利亦豈敢用此方乎用之次第固以此其加減通變之法不可不參其極
予幼承祖業讀父書近四十年矣每用此方行變通之法頗能收效若初
熱未發之時无他症宜以本方治之若初熱夾内傷宜加消導之藥兼外
感兼以解表之藥有内熱佐以利水之藥故古人用此于快似未收之間也
若見紅點之時未易透而未長宜用此方合導赤散四聖散之類其無

内傷外感亦必未發壞損之法若于血泡之時長而未充充而未滿可以古方佐以血藥用以風劑未成竅惟其智圓机巧通變周旋豈有涼肌寒表之誤乎此方之弊始于後人不諳通變之法次序之机而咸于陳文中之異論使累世紛紜之說不定良可惜也然文中之書未嘗無此方惟有但見紅點忌升麻葛根是其誤也若果出文中之議則是歸重太陰二經寒水濕土之偏見矣抑不知後人之議附入文中之論歟

問答痘瘡輕重之由

一痘瘡發熱三日不出者何謂之熱蘊入皮膚發而不甚多只宜潤度

飲食不必脂膏

一痘瘡發熱三日見形不起發者何量痘之多寡顏色之淺深稟受之厚薄也

隨痘而治之亦無大害

一痘瘡發熱見形不紅活者何眼痘頂尖而色昏淺不必畏至四日五日自

然紅活光澤此日之未至也

一痘瘡發熱三日見形起發紅活忽變不長黄者何或臟寒而用涼藥者

或內熱而用燥者及時改藥寒而用燥燥而用寒即順矣

一痘瘡發熱二日出者何似七足二日者十全八九用升解散七藥過三日打沸

噴身涼皮不必用

一痘瘡發熱一日半出者何也痘隨之症十全二三但看面不赤不煩燥人事精爽身熱漸退睡不驚悸痘勢稍多顆顆分明不連片又不在險之內宜隨症治之不可執一而論全在治法

一痘瘡發熱一日半見形干枯赤燥不起發者何也毒盛血熱之症宜用升解散加牡丹皮必得大便一去以泄其餘熱隨時身涼而症漸減但可療治如若不解則變化無窮矣

一痘瘡發熱百出者何也乃九死一生之症謂之熱盛毒亦盛一發便出

宜用升解散候熱驚搐即退還可望　生者用前設仍作熱煩燥者宜

宜云可生之理

一痘瘡發熱一日見形起發紅活尖圓肥滿者何若熱一日經經而來亦偏食之

狀有微驚見痘後形色如云別症也所出不過百點若陡然發之肥滿

徐徐再發而遍身次難得收結

一痘瘡發熱驚搐二日出者何或先熱二日搐者或連連時作時止者一出其

搐即止十全九矣若痘見後發搐者甚逆

一痘瘡發熱驚搐錯舌瞪眼不省人事者何此乃毒盛使五臟多是其

痧以致心火上炎逼舌在外不收當作急用犀角地黄之類並水飛辰砂

治之若投燥藥或表藥者必致夭傷矣

一痘瘡似熱不熱二三日出者何若發熱狂狂而來所出不多但看顏色

淡紅頭面稀少者見後若色赤形小面腮赤宜用升解散治之

一痘瘡發熱似驚不驚而出者何凡出痘每每是驚多在睡中作醒

時微微似戰面腮赤是人多進啼但多熱三四日者吉一二日是出三四日者不

藥而愈一二日者治之仍出

一痘瘡是形一二日不食者何也痘多因內傷而得之又看有惡心無惡心

若一二有惡心者凶云惡心者吉治用升解散當加消導之藥其瘡勢多
又燥赤出蚕種不肯長者必當匀氣利小水即服升解散
一痘瘡見形三四日發渴不食者何此症必凶又看痘之多少毒之淺深還
在三日之内用升解散四日身凉當發表
一痘瘡五六日灌膿忽發灰白而不起發者何此痘元氣不充實也色变
灰白由于大便放屁腹鳴也若痘密黻啞者其胸堂漸高作喘有痰轍
夜不睡作痒者决不治矣或痘稀少云當症宜用昇攻散加減治之使腹
不鳴當症即退若痘隨即起發可望生矣

一痘瘡五六日正在灌膿之際喉中忽有痰涎壅盛者此痘毒不發之于外反收之于内也多不治

一痘瘡五六日應灌膿而赤燥焦枯者何也痘血热太盛氣太衰弱其未原本不能當支持至五六日之間空無灌膿之理至七八日必作發啞有痰口内作癢流涎水多不治

一痘瘡以灌膿頂陷灰白者何若痘如能食發渴大便秘者當用人參黄芪木香之類治之若不食大便欲作渴發啞者不治又看頭面若稀少者可治頭面多者西亦安穩睡者吉晝亦夜不安静者（作痒）難治

一痘瘡紫色黑陷者何也為錦文之痘勢甚劣也五六日黄死臨終之时九竅出血其氣即绝

一痘瘡初出大小便不通者何也毒盛又兼平日積熱也況痘初見乃心氣用事心與小腸為表裏熱蘊積之故大小便不通宜利小便寬中不治恐心火変上作搐慎之

一痘瘡痂欲落而不落者何也元氣不充脾胃虚弱故不落痂若進飲食者元氣漸實徐徐而落用前藥以養氣血為主

一痘瘡十二日當靨落痂时睡中自汗醒來復干者何此乃元氣虚

弱血氣不足之故宜實表固裏

一痘瘡落痂後胎不滿者何此乃元氣不充羅膜不滿而色白或身受怯弱者皆有此只宜慎飲食以保百日方爲至寶

一痘瘡落痂畢忽昏聾搐舒舌瞪眼不醒人事者何此乃餘毒太盛或投燥藥以致心肝之火交上但看痘盤紅高者治手白者難治盤紅高者元氣實手白者元氣虛也

一痘瘡前發熱嘔吐者何此乃痘毒流于胃家方發和面四肢彼時胃氣清偶然毒氣侵胃切作吐也或傷食而感亦有此吐者痘出也

四五日吐不止者況痘正發在皮膚之間因吐盛不止毒氣並隨嘔歸入于內必作腹脹舌焦心燥作渴悶亂有如此之症多不治

一痘瘡初發一日至五六日不睜眼者何此乃毒火上攻痘少者吉多者凶若痘初見閉目甚不宜大凡合眼因痘長滿多在五六日者順如一日至五六日者逆

一痘瘡初發一二日瀉泄者何謂痘瘡皆屬心心與小腸為表裏內熱蘊積小水不利大便方瀉只宜治痘不宜止瀉此瀉一二日乃有餘交三日打嚏噴及其瀉即自愈

一痘瘡發熱見形咳嗽發瘦喘者何此兒素肥元氣不充素有肺火之故見是其形不能長發內虛火盛以致喘嗽多瘦兩目無精光多不治也

一痘瘡從目内生翳瘴瘀此何也為痘從多啼以致毒歸于目或開復閉

旹急治之遲則傷目當用兎糞丸犀角丸并治之

一痘瘡正在灌膿之時内有痘顆変為赤色有根如小癤此何也痘若灌膿時

忽然一痘即变赤黑色有根之事但有此症即挑破出黑血以四聖散塗之其根即

消待瘡回如此痘陷入四圍成膿五七日之間長出一塊甚堅硬方以綿繭散絟之敷

上五六日愈矣

一痘瘡忽發熱驚搐就出者何此乃毒氣一感或外物驚動者或心經素有積

熱者方有此當用卅將散調保瓜蒂散搐退以得大便一表瀉去心肝二火方癒

其毒十有五六可生
一痘瘡二三日見形有涕噴者何凡出痘將有必有涕噴其熱即退再不加添痘之吉凶從此定矣在皮膚此即出出此即長
一痘瘡二三日之形無涕噴此何也毒盛身不退熱方有也痘多凶少吉慎之
一痘瘡初出腰腿肚腹痛疼此何此症甚逆凡腰腿並腹痛必有噎氣長吁氣腰似無力墜下縮身其痘必在腹上並兩腿下見細細如痲乃歸腎之病五六日而死此乃火枯腎水之說
一痘瘡七八日亦有膿漿不長昔寒戰咬牙發燥癢此何此乃氣血兩虛

元氣不充脾胃虛弱毒氣內攻之故若聲音清亮吃乳如常可服排膿托
裏湯若色灰白不起大便瀉此以異攻散服之若作痰喘嗆乳此不治
一痘瘡收斂後有紅腫似疽瘤未成膿者何此症乃餘毒之盛痘雖可飲食漸加
元氣漸充有此症亦無害若餘毒發出或生於面或在兩尺池或在兩膝或流
于兩足若不急即解毒倘停留三五日成瘡瘤遷延日久矣
一痘瘡後落痂时餘毒入目或紅腫或生白翳此何此因眼中有痘痘或平
日肝氣旺多哭或因毒盛閉而復開白珠先紅而漸漸變白翳遮瞳人
或腫努出如黑痘形狀紅而變白此治黑痘努出此不治此目永傷亦宜用兔

糞瓦之藥

一痘瘡見形始終不合眼者何？此乃眼中無痘，痘出稀少或四圍無痘近目始終不藥而愈矣

春三月出痘者，冬三月出痘者何？此症在春夏乃發生之時出則爲順，秋冬乃伏藏之時出則爲逆，然有此說，但看毒有所受之不同，毒雖發于秋冬亦不爲逆，毒盛雖出于春夏亦不爲順，然而又有天行時氣之不同，吾嘗觀一時出者，者甚順，又有一時者，者不順，此天賦之不同。前人以痘疹二字嘗論來見之有分别，分明之症，豈可以痘之一字歸於疹症方有春夏秋冬之

瘀痘用氣化膿血毒氣尽帰于外然痂成膿岂可謂畏傷寒之症（疹所見）方有畏傷寒之理况疹咳嗽打涕隱隱在肌膚之中又不傷皮壞肉見五六日即收所怕于秋冬乃嚴寒之时恐難出变化多端慎之慎之

驗出痘秘要

凡有出痘时忽有小恙作熱面燥腮赤睛中有驚惶时似戰非戰驚似之间就将水飛辰砂一分仍以升解散去升麻損一劑取十二三茶匙调下倘得大便一去随将所用辰砂便出挑起看之如有痰涎之様亦有多服而下便妙也

凡出大痘驗法先挑起一日二日三日睛时多驚惶作戰焦啼者乃出痘之症也

出水痘先出十數点一日後其頂上尖尖有水泡二日三日又出多些四日渾身作痒

瘡頭皆破微微待熱來即收斂矣大凡有此最要忌葷物六七日全安

有出大痘後痂將完忽冒風渾身作熱前後心間出疹之模樣成片或有

大水泡比此痘之餘毒亦不為害出一二日後用犀角解毒丸解之

天庭雲壓圖

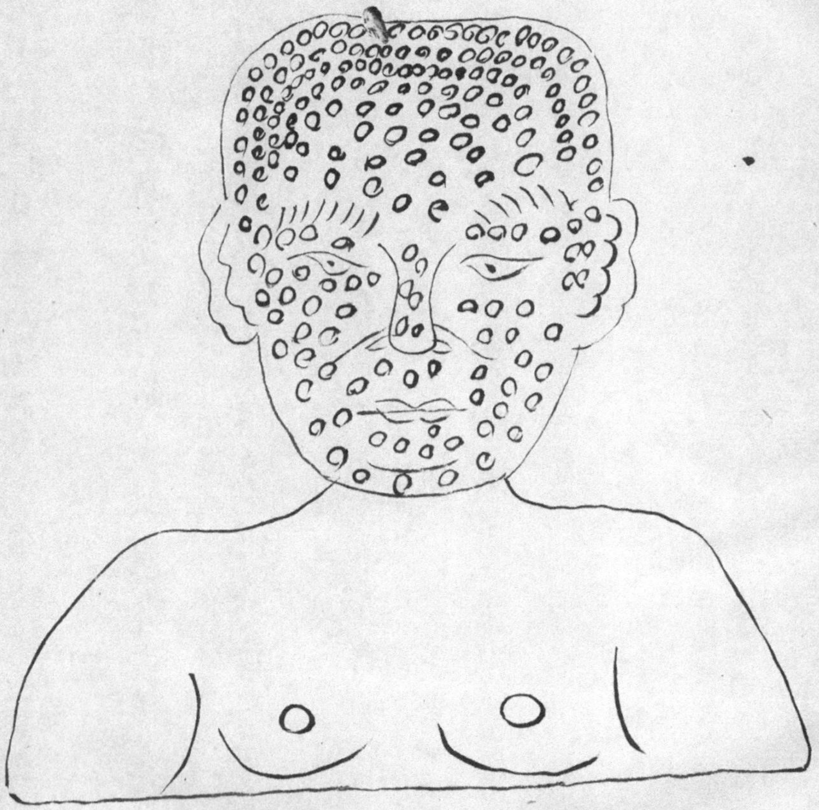

若犯此勢但看兩腮比此在少渾更可醫如天庭上者甚難療治慎之

托顏圖

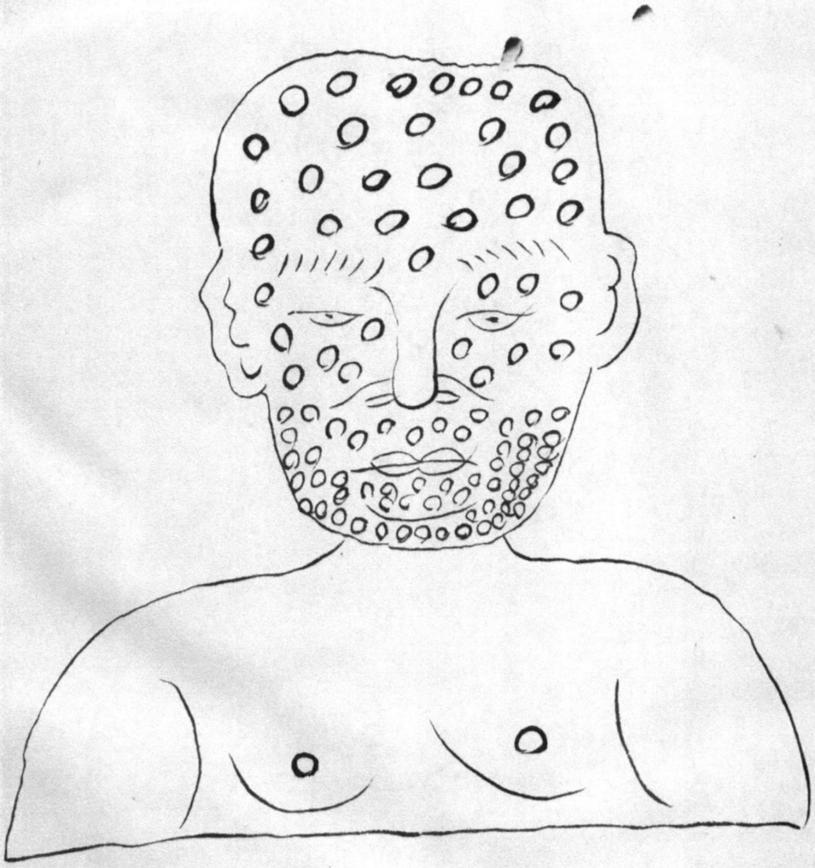

看法照前

天庭圖

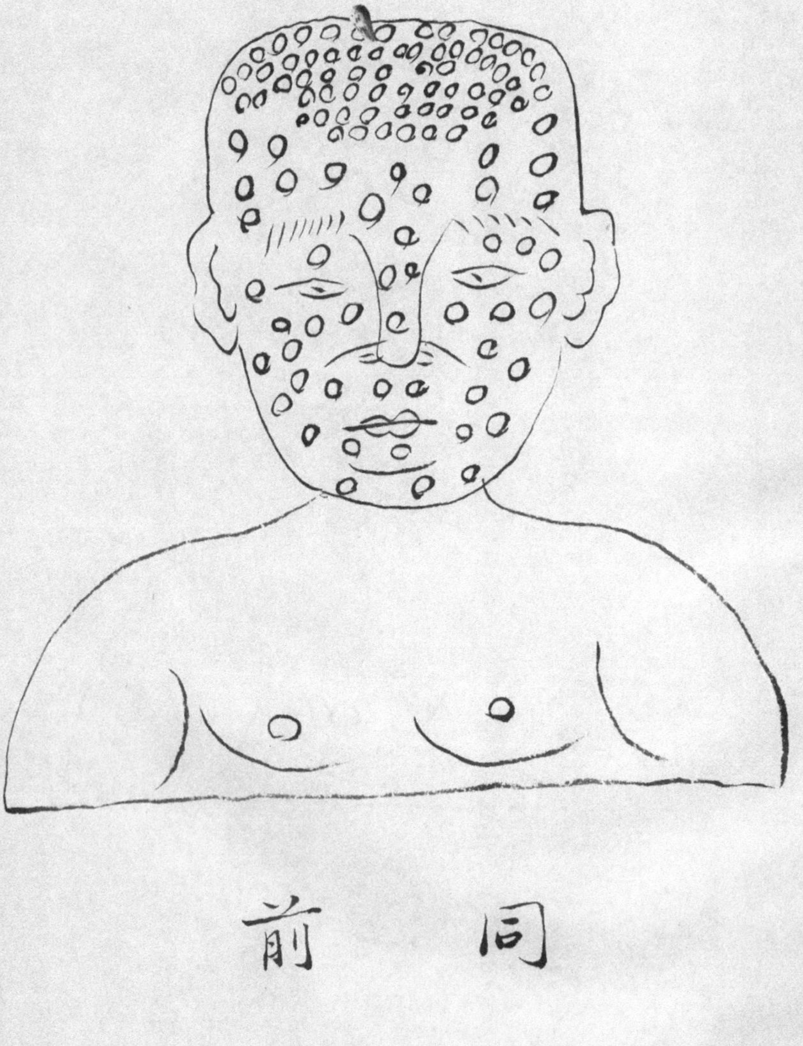

同前

雲壓圖

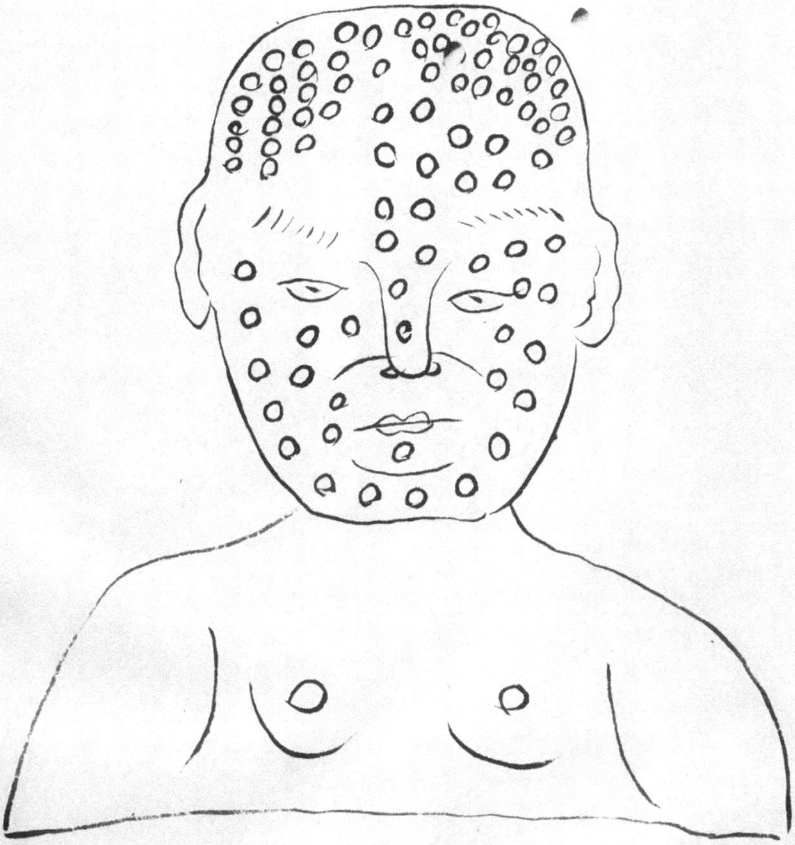

同前

天庭托顡圖

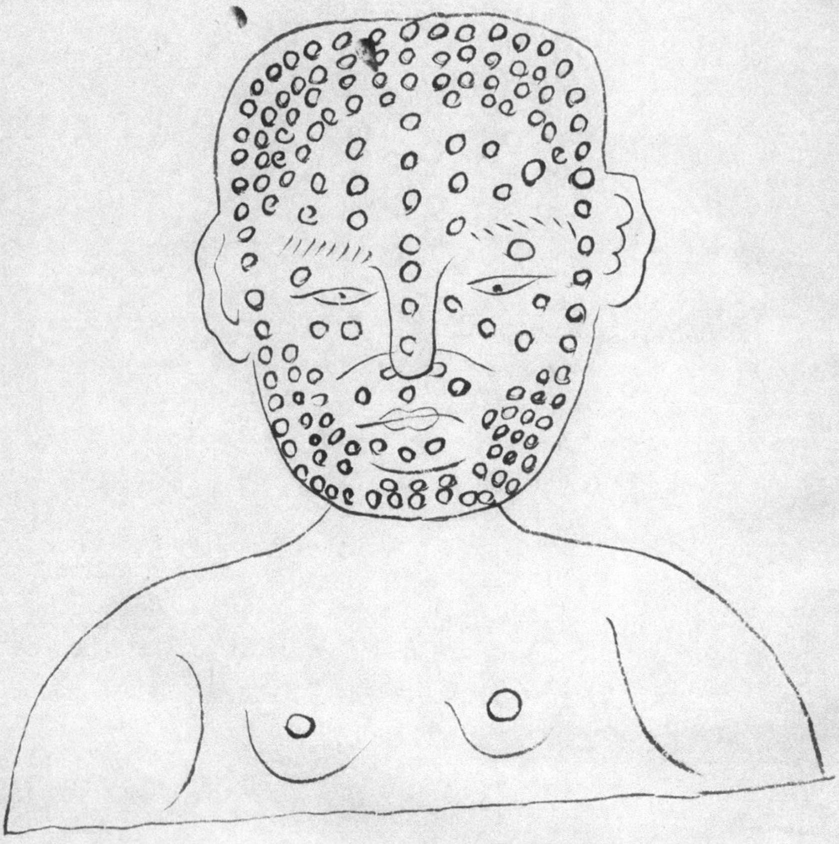

同前

夾腮圖

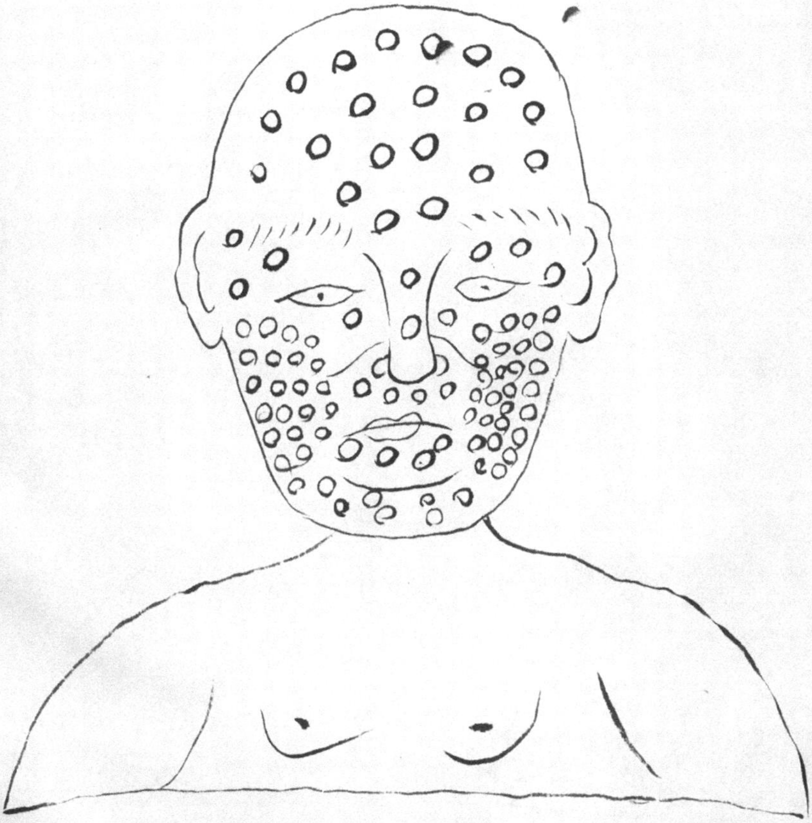

同前

虎鬚疔圖

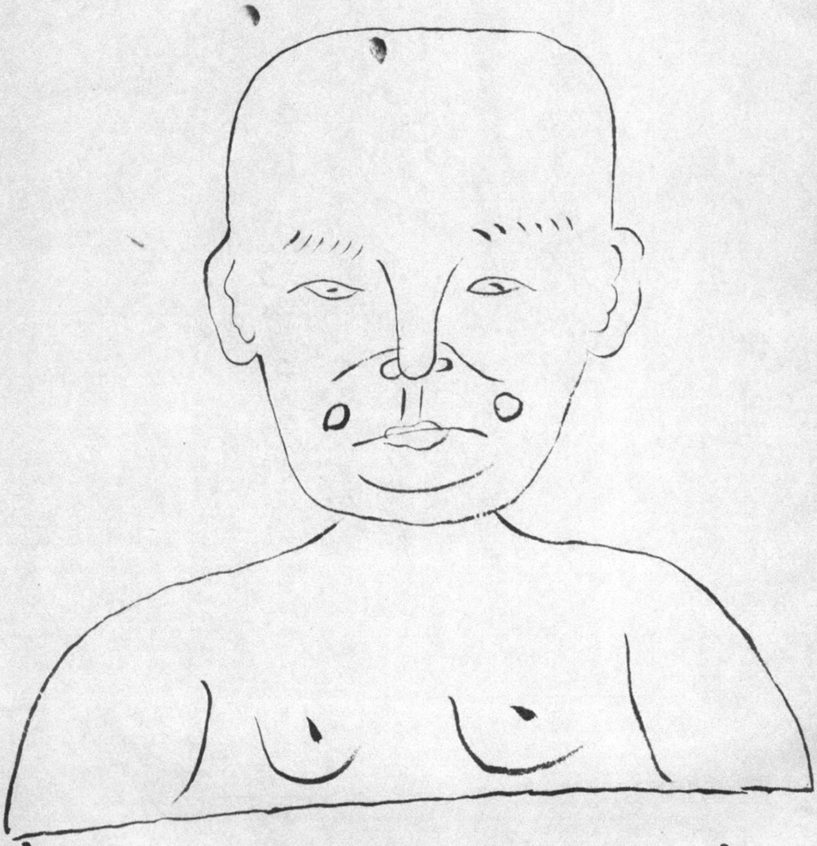

如此上唇上四五日忽然發出或五六個須臾之間隨即出紫血水以四聖散塗之若不治其人煩亂象痘变色俱帰之于内身亦生疔喉中有疔必死

骨疔之圖

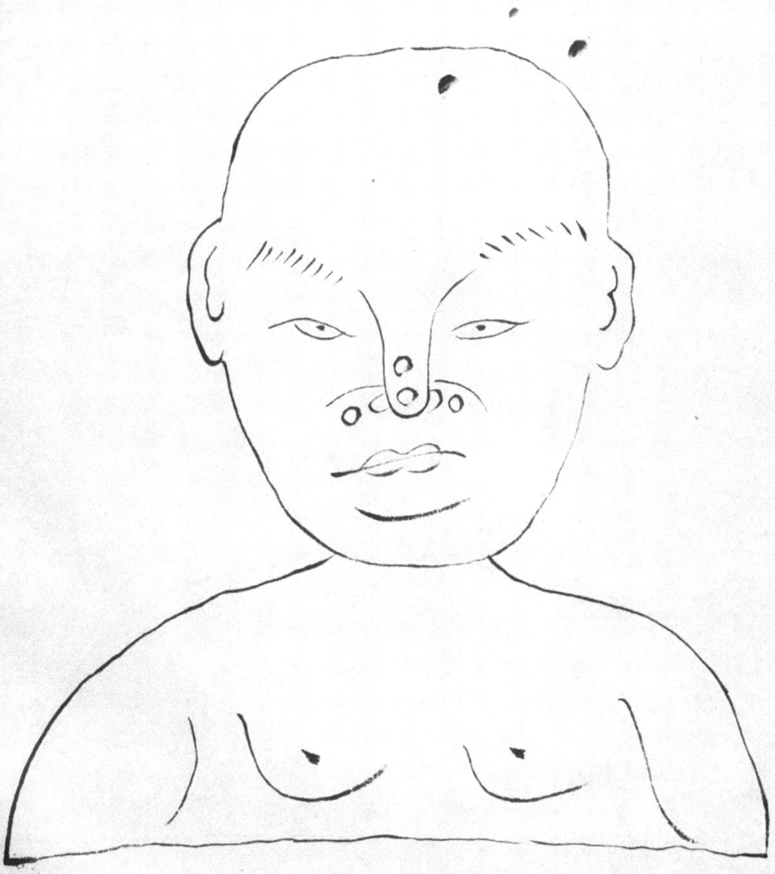

看法同虎疔

單鎖口疔圖

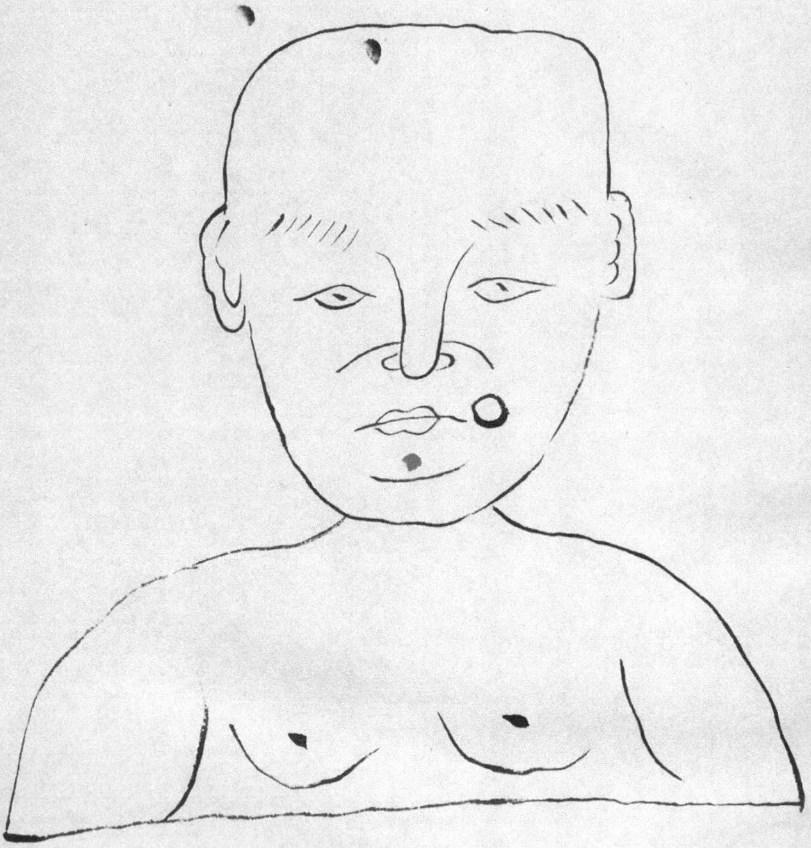

看同前

雙鎖口疔圖

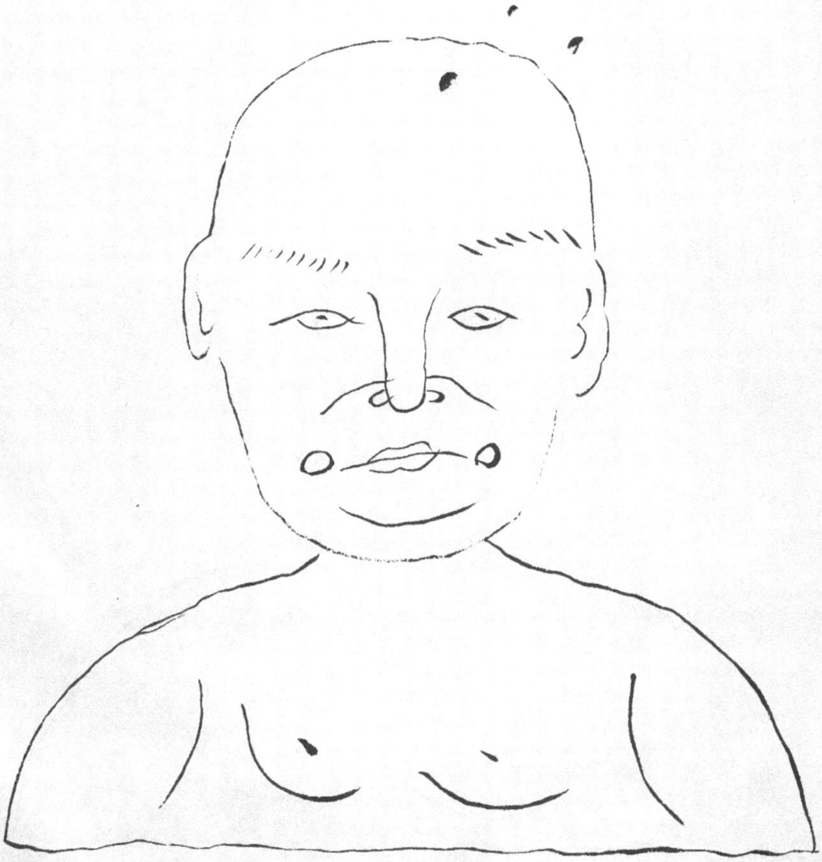

同前

單拘腮疔圖

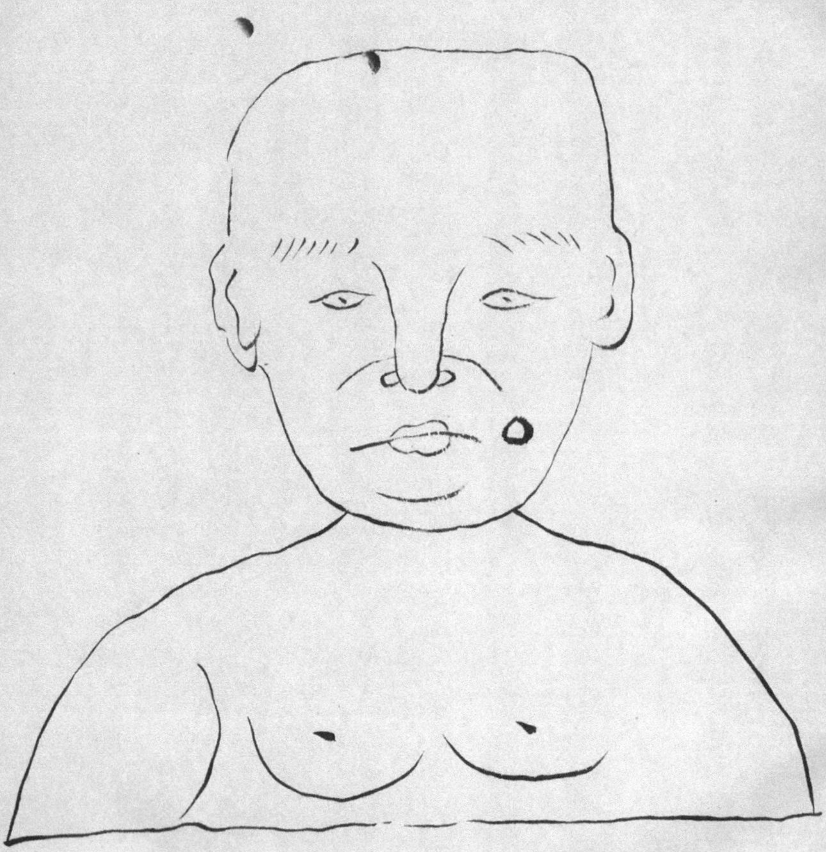

同前

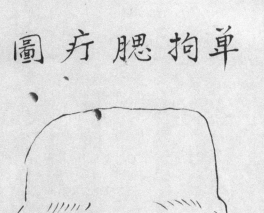

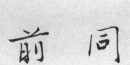

雙拘腮疔圖

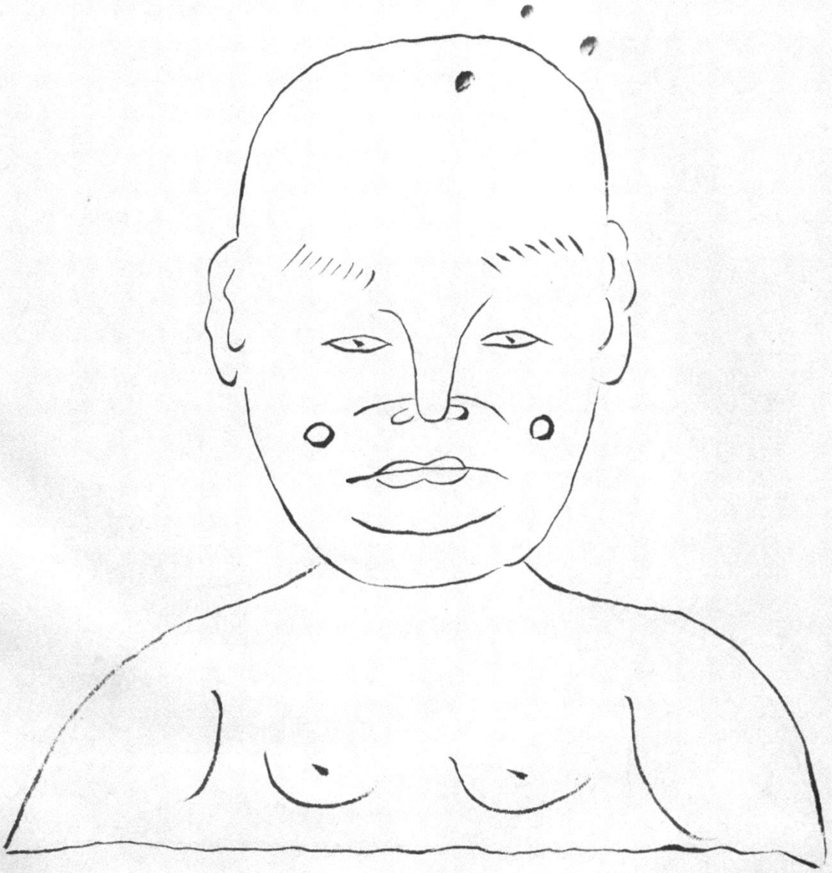

同前

鎖喉疔圖

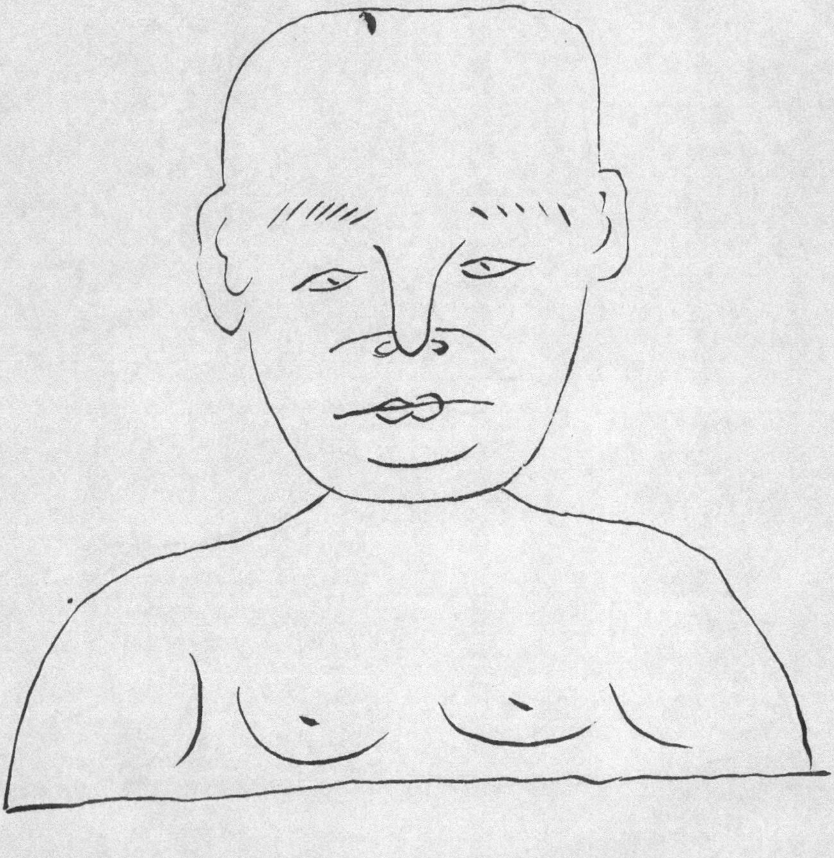

同前

錦紋之圖

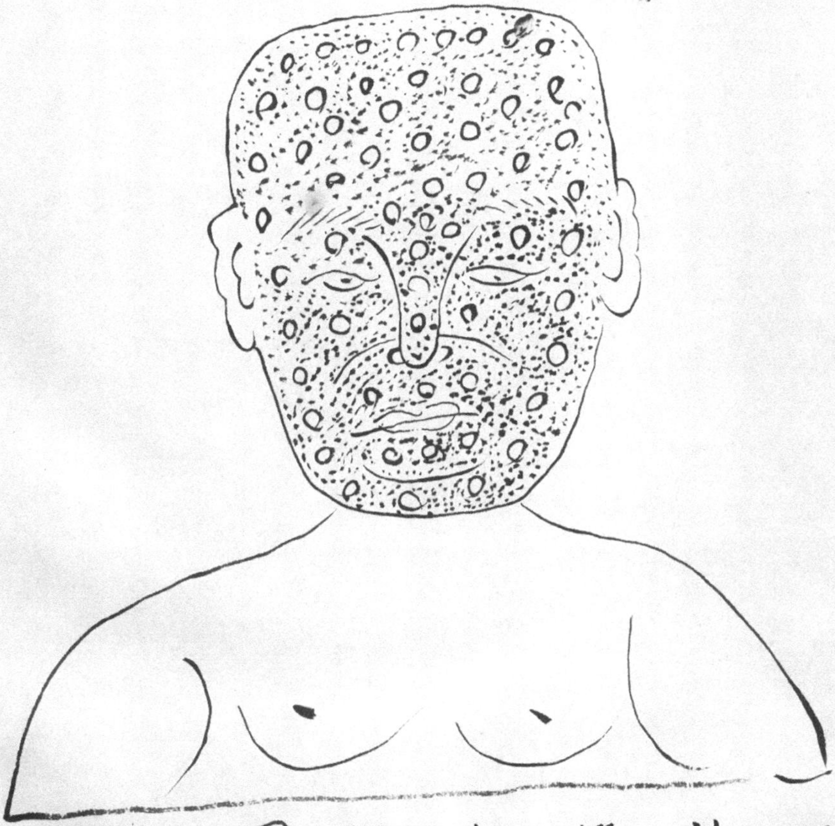

此勢衆痘俱出身熱不除忽然出此紫色細〻小点火在内其先出者被他制的痘色变白用犀角葯解之如不解唇口燥烈必难治矣

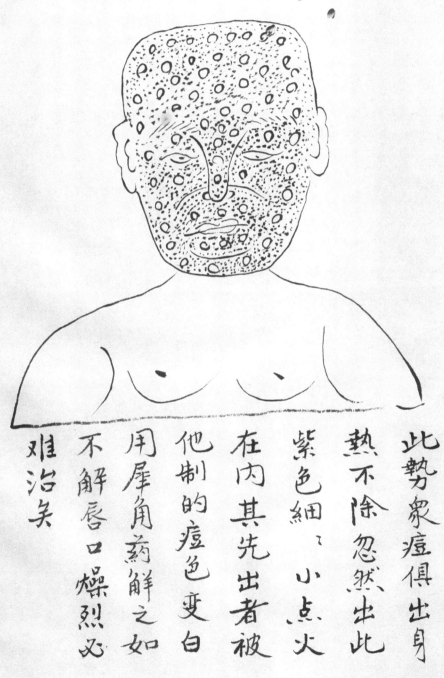

驗出疹秘訣

夫天行不正昔痘氣人身不正出疹然古人痘疹二字書之始終归结于痘病不露出疹之一字豈可二瘡归于一方耶吾想当时重痘不重疹以古不聞載明可見今时氣運與当时大相遠矣今以吾家四代傳留及今心得之妙詳細開之將此合病定不差矣敢有毫忽隱匿之處天必鑒之

一疹瘡初熱一日或次日間煩啼其熱漸退必存五心微微而熱嗽咳聲數鼻流清涕或腹中作痛飲食漸減到申末酉初其熱仍前復来如此者四日用手滿摸髮際于面髮際處熱甚其面上熱少二三分咳嗽連声面燥腮

赤眼中多淚打涕噴或忽然鼻內血出至五日其熱不分晝夜六日早時其疹出在兩頰下或細細紅點至午兩手背并腰下六日晚渾身俱有滿身密密紅點七日渾身上下普遍通紅其鼻中清涕不流涕噴不打七日晚兩頰顏色漸淡七診出疹之秘要也

不藥而愈一條

嗽多連聲打嚏噴流涕鼻流血甚多飲食畧減飲涼水只宜調理飲食戒熱食葷腥

或用藥而愈一條

病症也亦但鼻乾不飲食喜涼水但看疹瘡收遲此方投一劑表疹若收早

此用升麻散等表等劑也

疹瘡初起最怕泄瀉疹毒屬肺而脾胃腹痛乃大腸火所作疹毒上攻侵于

胃家肺與大腸為表裏肺氣外應皮毛故要嗽多熱出于頭面四肢若泄瀉得

之早此其嗽必減必難喘嗽也二此皆屬之于肺嗽實喘甚得嗽此出得喘也

入必合目減嗽其疹時出時入喉下多痰胸滿其人面白疹故不出也慎之

凡熱起至收完但看右手一指脈洪大有力雖有別症亦不為害也宜在此之邊

其疹出二三日兩鼻俱乾待收完毒氣輕此清涕即來就思飲食也不必服

药若清涕来迟不饮食须清肺解毒务要清涕出方不用药也

凡有疹瘡出已一二日或三日此忽然大泻嗽多此升表之药加以分利治之若喘

戰摇闷乱此不治也

凡疹瘡出没大便去膿血或因泄泻而变成此或竟自利此但看疹瘡出多

色红多嗽先只宜表疹收后宜解毒兼治痢不必畏也

凡出疹之先平昔过食麸此及正出时吃麸食此或胃氣渐复即思麸食

用早些助胃火以致清涕不来身体作热两眼看手指甲即放在口中咬随即

扣鼻挖口唇皮撕眼渣毛此疹后食傷之病也当清肺解毒加消導之剂

凡痘後作痢，亦有乖，手咬指甲，挖唇，及咬人者，痘當解毒分利，所去後稠涎紅白相兼，此務要用解毒之藥，若晝夜有三五十遭，此用藥漸減二三日次，此其中待有糞方可生，若痢變成漏色，或如煤色，或如青菜色者，無有治之，十有一生，必待嗽漸多，右手一指脈漸起，清涕亦來，如此者有可生之理。若肛門如角，喘促，音啞，飲水作嗆，兩腮午後作赤如老，不久于世矣。

凡痘瘡初出色赤，毒盛之勢也，但乖，大便秘，咳嗽多，右手一脈經重取皆有力者，嗽少，一指脈無力，第三日後收，其渾身疹瘡要而紫色，嗽時，手皮膚之間用解毒之劑，其色漸轉紅色，嗽多流涕者

飲食比生若投一二劑其色難變狀亦難治也

凡疹初熱於似之間切不可輕易用藥從然認真必待五日腮下見疹方可用藥升表

凡疹瘡熱六日而出一定之規也若医人言是識用藥太早耗傷元氣及至出時受害多矣或嗽而變喘或出一二日即隱或作大瀉或合目而喘也医用藥早之害也吾家治法多不在五日內用藥必待是疹方用徐徐升表用藥亦有次第凡一劑藥必作十二三次服況疹在皮裏膜外若一劑作一服比藥性推之太急至令煩燥譫語尤宜慎之

凡疹瘡熱五日六日即出矣醫人用藥是不能解散父母是用藥不能取效道及于醫其醫人見嗽熱不能除或以別症治之主家或更醫此世之所誤者最多

凡疹後餘毒隨收隨出當解之若停留日久不解者以致喘嗽喉中痰响如此一再不用藥解者又致四肢冷目無光彩面色青白兩鼻如烟筒嗽久不出右手一指脈解取散亂重者全無此不治之症也

凡疹瘡初熱一日至五日者久之都有腹痛之症此大腸之火須假嗽多元提于毛竅之中故作腹痛且不可誤作傷食而痛若傷食痛者用消導之劑或操之為害甚大慎之

凡未出疹之先有胃火此及出之後餘毒不散也毒盛攻于牙齦上下并唇口皆遇有此症每日用溫米泔水洗十餘次急用解毒之藥若不洗不服藥三二日即變為走馬疳矣

凡出疹之後須要五六日不飲食此乃毒氣侵胃胃中亦有邪氣故也疹瘡出盡毒氣既解即思飲食若思食且不可與葷食只用飯粥兩次只可兩淺杯候氣清精神爽身不熱再漸加之

疹後多嗽此毒出毒入之勢也凡有餘毒須假嗽多而散百日之內尚宜有嗽切不可見嗽多而治嗽也

凡患疹之人不拘大小起初至收時多多喜飲涼水切不可戒之如飲少而頻可也毒氣漸解並自然不肯飲

大凡出疹多多有五六日絕飲食者父母於此切不可着急只宜治疹疹完自思飲食也

隆慶己巳正月日祁郡教習艮朱師孔謹撰

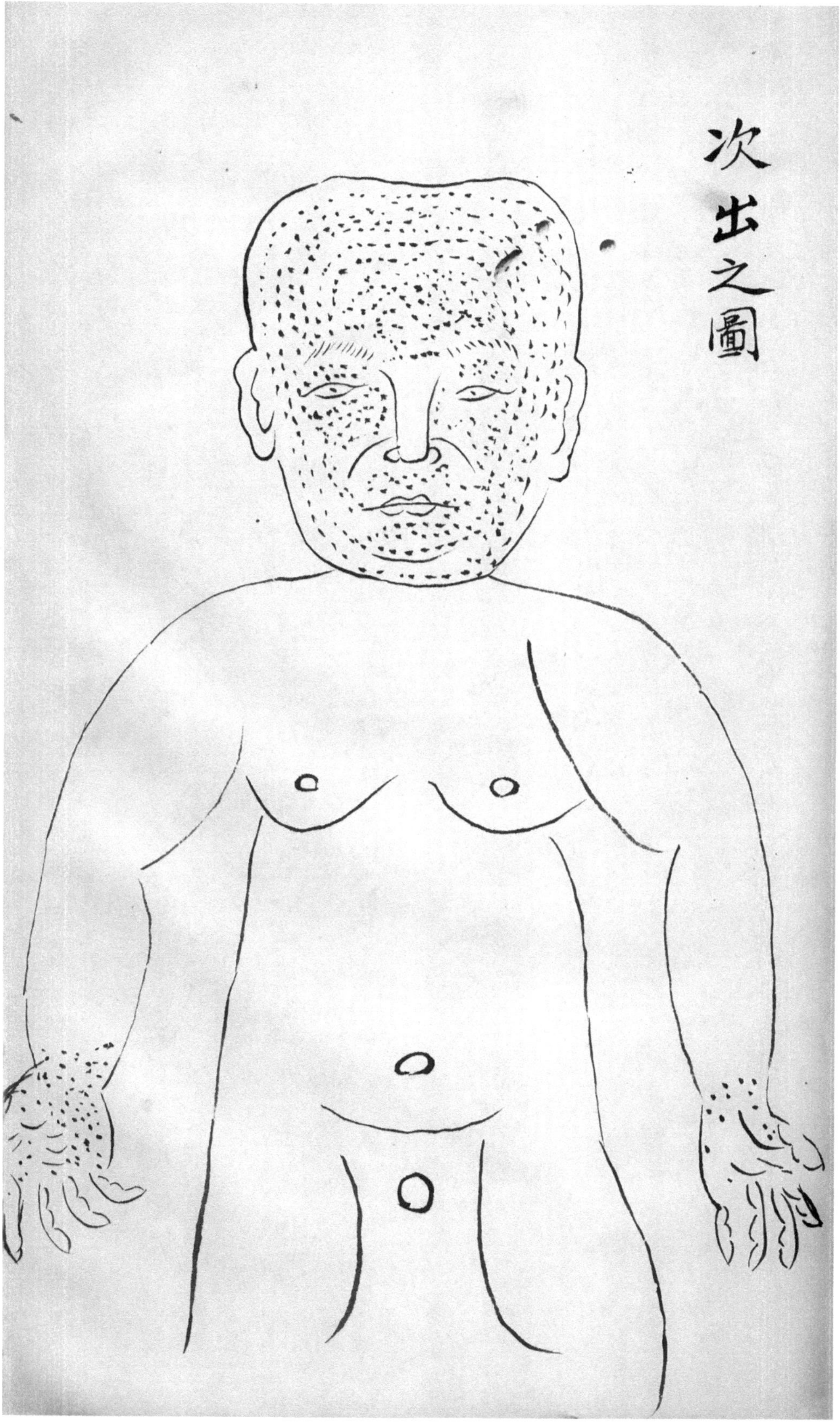
次出之圖

升葛透斑湯 治小兒疹瘡亦是紅点一日至三日

升麻八分 干葛六七分 柴胡八分半 前胡一分 桔梗一分 川芎八分 枳壳五分麸炒

陳皮四分 半夏四分 茯苓七分 甘草三分 姜三片水一半盅至中 作十二三次服

升麻散 治小兒三日頭欲上疹瘡漸收身上並稠密

升麻五分 柴胡八分半 前胡一分 桔梗一分 防風五分 荊芥五分

黄芩五六分 枳壳五分麸炒 陳皮四分 茯苓七分 甘草三分

竹葉七片 水一半盅五分 作十二三次服

清肺消毒湯 治小兒疹瘡收完不思飲食鼻干无清涕

防風五分 荊芥五分 連翹七分 黄芩七分 枳殼麩炒五分 桔梗一分 前胡六七分

茯苓七分 甘草三分 水一中盃半中作十二三次服

鮮毒化滯湯

防風五分 荊芥五分 連翹六七分 黄芩六七分 枳殼五分 桔梗一分 茯苓七分

神麯炒五分 麥芽炒五分 山查五分 前胡六七分 甘草三分

右十二味治疹後吃食太早咬指甲摳唇摳眼渣毛扯手及咬人

水一中盃至半中作十二三次服

透斑和中湯 治小兒疹瘡三二日泄瀉不止

升麻 乾葛 柴胡 前胡 桔梗 川芎 陳皮 半夏

茯苓 猪苓 澤瀉 甘草

姜三片水一中盞半中作十二三次服

診小兒脈法

半歲以下于額前眉端髮際之間以名中食三指候之男頭在左舉右手候男頭在右舉左
手候食指近髮為上名指近眉為下中指居中三指俱熱外感于風鼻塞咳嗽三指俱冷外感于
寒內傷飲食發熱吐瀉食中二指熱主上熱下冷名中二指熱主夾驚食指
熱主食滯　三歲以下看虎口三關初寅位為風關次卯位為氣關三辰位
為命關紋色淡黃淡紅者為無病色紫比熱色紅偏寒色青驚風色
白疳積色黑比危在風關輕氣關重命關危
三歲以上以一指取寸關尺之處六七至為常加則為熱減則為寒凡小

見四末獨冷股慄惡寒面赤氣熱涕淚交出必為痘疹

男女異脈 男以陽為主寸旺于尺反之者腎不足也女以陰為主尺旺于寸反之此亦真有餘也不足固病有餘亦病

老少異脈

老人脈疑緩遲旺者病少壯脈然充實遇弱此病然旺而非燥此天年之厚壽徵也弱而和緩此天年之靜清士也

婦人脉

陰搏陽别謂之有子（陰尺脉也尺脉搏指與寸脉迥别此有子之象也）

陽虛陰搏謂之崩（陰血虛于下則陽火亢于上血為火迫不安其位則崩）

手少陰脉動甚此妊子也（少陰心也心主血心脉急數有力動如豆粒乃血旺之象故當有子）

三部浮沉正等無他病而不月者為有妊也

左手沉實為男右手浮大為女（又尺脉左大滑實為男右大滑實為女左右俱大實為二男）

陰陽俱盛曰雙軀若少陰微緊此血即凝濁胎養不周主偏夭體弱

之婦尺内按之不絶便是有子

经断有軀其脉弦者恐大下不成胎也

得革脉曰半產漏下得離经之脉曰產朞

妊娠七八月牢實強大者吉沉細者難產而死尺脉微遲為居经月事

三月而下

尺脉微弱而濇少腹冷惡寒年少得之為無子年大為絕產

新產傷陰出血不止尺脉不能上関者死

帶下脉浮惡寒漏下者不治　脉下而虛者亂子也

诸病宜忌脉

傷寒 未汗宜陽脉忌陰脉 已汗宜陰脉忌陽脉

中風 宜浮遲 忌急數

咳嗽 宜浮濡 忌沉伏

吐血 宜沉小 忌實大

脱血 宜陰脉 忌陽脉

帶下 宜遲滑 忌急疾

虚損 宜濡緩 忌細數

中惡 宜緊細 忌浮大

中毒 宜洪大而遲 忌細微

喘急 宜浮滑 忌短濇

衄血 宜沉細 忌浮大

崩漏 宜微弱 忌實大

新産 宜沉滑 忌弦緊

下利 宜沉細 忌浮大

頭痛宜浮滑忌短濇
腹痛宜沉細忌弦長
水腫宜浮大忌沉細
霍亂宜浮洪忌微遲
消渴宜數大忌虛小
腸澼宜沉小忌數大
金瘡宜微細忌緊數
慝蝕宜虛小忌緊急

心痛宜浮滑忌短濇
腹脹宜浮大忌沉小
顛狂宜實大忌沉細
痿痺宜虛濡忌緊急
癥瘕宜沉實忌虛弱
墮傷宜緊急忌小弱
癰疽宜微緩忌滑數

痘疹危險録

痘疹危險録

《痘疹危險録》二卷，清稿本，六册。清張潮青著。張潮青，字升蛟，歸安（今浙江吴興）人。書前存序，惜缺損，不知何人所爲。序文記載：『張子，升蛟，名潮青，别字檢齋，明少保莊僖公後也。積學三十年，著有《周易講義》十七卷，《答問録》八卷，儘堪羽翼程朱。又著《詩經觀海》五卷，更能紹承家學。又著《洪範箋》一卷，獨本洛書位數，以泄衍疇精義，幾于前無作者。領悟既微，泛應自裕，出其緒餘，以治痘，苕霅之間，鮮能望其項背。』可見張氏自幼習儒，亦有不少成就，後事醫，專攻痘疹，堪稱湖州地區之佼佼者。《目次總論》云：『岐黄之學，原非世業，緣長兒痘殤，不勝悲憤，因于親友處遍覓方書，約數十種，晝習舉業，夜則□觀，率以二鼓爲限……』此書成書年代不詳，《中國中醫古籍總目》著録約成于清嘉慶十三年（一八〇八），同時還著録有《痘疹前編》《痘疹後編》，成書時間均作一八〇八年。據考，《痘疹前編》約初撰于一七四八年，約成書于一七七八年；《痘疹後編》成書于一八〇七年（嘉慶丁卯）之前。

書中多處有『中華書局圖書館藏書』印，第一册第二葉、第四册首葉有朱文方印『武林弟華氏印』。是書爲紅格稿紙抄寫。書高二十五厘米，寬十三點七厘米。版框高十八點五厘米，寬十厘米，四周雙邊，白口，單魚尾，每半葉九行，行二十四字。版心題目次、篇名。正文前存《條例》《采輯群書》以及《目次總論》。目録所載條目與正文稍有出入：上卷目録中『見鬼』『流泪如膿』在『見聞怪异』之後，正文移至『腹脹』之後；『黑珠轉緑色』『見聞怪异』在『目不應合而合』之後，正文移至『目光如水晶』之後；『滿悶』『瓜瓤瘟』『胸脅痛』『筋痛』『絡浮』等症，目録中有而正文無。

著者有感于『歷代名家，專門者少，簡編所載，形症散見』，故研閱群書，旁搜博采，歷時三十餘年而後成此書。共列七十八種醫書，如《周易大全》《内經》《經絡全書》《本草綱目》《外臺秘要》《千金方》《千金翼方》《聖濟總録》《赤水元珠》《醫學正宗》《立齋痘症》《馮氏錦囊》等。書中各條名目，因當時失于記録，未能復考，故未載具體出處。

是書爲痘疹專書，内容以心法爲綱，以各症爲目，以主方爲君，以外治爲佐。分爲上、下兩卷，每卷前均有『總論』。上卷各症采輯群書，細加參訂，或單見痘前，或統貫始終，載三百五十七症；下卷依河洛之理，以後天八卦參之痘症，載三百二十一症。根據痘疹各期出現的症狀以及兼症、變症等，論述病因病機，治則方藥，預後吉凶。

上卷前還載有『心法』和『内治二十八法』。《心法總論》云：『予輯是書，其心法之散見于證治者，已無所隱。又復提綱挈領，爲門弟子言之，列于卷首，使知神明變化，莫不本此爲之條貫，傳諸後世，亦共得所折衷云。』論述臟腑、司天、五運、六氣、提綱、陰陽氣血、生氣、火毒、表裏、日期、成法等理論，并論發熱、報點、起脹、行漿、結痂等過程以及辨升發、横直、氣色、聲、唇、舌苔、乾渴、不食、身凉等症狀。『内治二十八法』包括鎮法、奪法、疏法、汗法、清法、分法、束法、解法、利法、提法等。下卷後還載有《主方總論》，據靈素之奥妙，擷河洛之精微而製成諸方。共載主方六十四首，如乾神飲（扶陽主方）、坤神飲（脾火主方）、屯神飲（初朝用奪法主方）、蒙神飲（閉症主方）、需神飲（定飛漿主方）、訟神飲（發熱氣急主方）、師神飲（治疹主方）、比神飲（温肌發散）等。書末附三首經驗方。張氏自謂臨證應用書中所載治痘方法，百試百驗。

是書博采群書，參以臨證心得，積三十餘年之功而成，内容豐富詳實。張氏根據河圖洛書之理，重用滋陰以爲攻毒清火之法，預弭飛漿、發泡、火褐、痰喘之患，并將寒熱攻補析爲二十八法。書中各條名目取自于群書，而各症治法，十之七八出自心裁。所載方藥，扶危濟險，多有效驗，臨證可參閲借鑒。

（熊　俊）

目録

第一册……二七一
序……二七一
條例……二七三
采輯群書……二七七
目次總論……二八一
心法總論……三〇七
臟腑……三〇七
司天……三一〇
五運　六氣……三一一
提綱（以下皆論治法）……三一二
論陰陽氣血……三一二
論生氣……三一三
論火毒　論表裏……三一四
論日期　論成法　論脉……三一五
論虚症如實　論實症如虚……三一七
論緩急先後……三一八
論變證　論痧……三一九
論發熱　論報點……三二〇
論起脹……三二一
論行漿　論結痂……三二二
傳經順逆生死日期……三二三
辨升發　辨横直　辨氣色……三二四
辨聲……三二五
辨唇　辨舌胎　辨乾渴……三二六
辨不食　辨身凉　辨熱……三二七
辨風寒　辨惡寒　辨斑痧……三二八
辨叢集　辨頂陷……三二九
辨白色　辨灰白　辨紅色……三三〇

辨紫色　辨黑色……三三一
辨乾枯　口訣……三三二
内治二十八法總論……三三三
鎮法（定腰疼）　奪法（救悶證）……三三四
疏法（通閉證、散叢集）……三三五
汗法（解表實）　清法（稀顆粒）……三三六
分法（安頭面）　束法（斂根窠）……三三七
解法（杜焦陷）　利法……三三八
提法……三三九
凉透法（定飛漿、救泡證）　潤法（退乾紅、脱怪黶）……三四〇
吐法（解壅塞）　定法……三四一
攻法（透陷伏、潰板囊）……三四二
導法（止嘔吐）　借補法（起窠囊）……三四三
下法（蕩裏實）　消法……三四四
和法　活血法（消滯色、退紫瘢）……三四五
托法（充膿漿）……三四六
第二册……三四七
化毒法（潰陰毒）　達法……三四七
變臭法（潰陽毒）　澀法（止溏瀉）……三四八
養法（杜癰毒）　斂法（杜潰爛）……三四九
上卷總論……三五一
脉無神　陰脉　空脉……三五二
死脉歌　三遲……三五三
五軟　肉勝　三無……三五四
嬰兒　丁男……三五五
室女　新婚　孕婦……三五六
孕婦出疹　猿猴跳鎖……三五七
觀音拂座　馬馳劍道……三五八
一葦航海　三仙出洞　倒挂銀瓶……三五九
霜橋印迹　藕池滲水　石鼓無鳴……三六〇
赤澤栽蓮　破瓮澄漿　逐鹿亡羊……三六一
推車陷雪　岩頭走馬　霜逐梧桐……三六二
犯奪天梯　風燕失巢　彈打天烏……三六三
秋蟬泣露　斷橋失渡……三六四
炎天曉露　蟄蟲啓户　凍鱗出谷……三六五
浪裏漁舟　頭痛　頭冷……三六六
頭眩　頭摇　頭汗如淋……三六七

頭毛逆上　頂骨平削　解囟……三六八
囟凸　大頭瘟　蝦蟆瘟……三六九
扭項　面紅腫　面目預腫……三七〇
面應腫不腫　面腫痘不腫……三七一
面紅唇白　面若塗硃　面皮黄燥……三七二
面如蒙垢　面青　愁容……三七三
烏雲落額　額見青紫紋　額汗　妖紅……三七四
顴紅　太陽腫凸　金裹錢……三七五
山根年壽青黯　山根紫紋……三七六
鼻紋　嗾鼻　鼻衄……三七七
疹出鼻衄　鼻搧　鼻孔乾燥……三七八
鼻氣粗熱　鼻息微短……三七九
鼻孔黑　鼻青　多嚏……三八〇
鼻應封不封　流涕不止　烏雀斑紋　皺眉……三八一
聳眉　點金臺　柳葉拂青絲……三八二
沙裹黑金　片雲掩月　黑霧遮天……三八三
紅霞演日　紅霓出谷　桃照睛潭……三八四
黄雲捧月　月睡紅雲　目光如水晶……三八五
黑珠轉緑色　見聞怪异　戴眼……三八六
浮油混睛　目張如怒　眼角出血……三八七
血貫瞳子　直視無神　兩目彷徨……三八八
目盲　目閉　目上竄……三八九
目痛　紅絲繞目　拳毛倒睫……三九〇
發熱眼紅　時眼　哭無泪……三九一
目應合不合　目不應合而合　流泪不止……三九二
泪堂枯焦　耳筋紫黑……三九三
耳紋紛錯　耳孔出血　耳紅熱……三九四
耳聾　虚聲　唇紅紫……三九五
唇燥　唇裂出血　唇青……三九六
唇皮剥落　唇黑　唇白……三九七
唇淡　唇紫硬　疹出唇紫……三九八
唇翻　咬唇　舞唇……三九九
雷公嘴　口角出血　口熱……四〇〇
口苦　口乾　大渴……四〇一
躁渴　口膩……四〇二
口穢　噯氣　唇口牽引……四〇三
唇口蠕動　口噤不開　口張……四〇四
口吐白沫　喜笑不休　齒槁　咬牙……四〇五

龍飛丹竈　虎踞金山……四〇六
饅頭咬　齦腫　齦白　舌多黄白胎……四〇七
滑白胎　黑胎　燥黄胎……四〇八
鏡面舌　舌燥　舌爛　舌有芒刺……四〇九
舌破碎　舌紫　舌白……四一〇
舌乾咽燥　舌腫大　蛇舌……四一一
舌卷　喘因風寒……四一二
喘因痰火　喘因停飲　喘因肺脹……四一三
喘因停食　喘因肺虚　腎喘……四一四
氣促　痰因風火　痰因虚損……四一五
痰涎涌盛　吐臭痰……四一六
吐血　吐蛔蟲　吐……四一七
嘔　惡心……四一八

第三册……四一九

噦　咳嗽……四一九
呃逆　水嗆　喉腫……四二〇
喉痛　喉爛……四二一
多唾　鴉聲　音變……四二二
音啞　經行忽啞……四二三
呻吟　狂叫　啼哭不止……四二四
昏暈不語　痘前不食　邪火殺穀……四二五
天柱折　龜背　背痛……四二六
挺胸　乳頭縮　折腰……四二七
腸鳴　絞腸瘟……四二八
腹脹　見鬼……四二九
流泪如膿　腹硬如石　孕婦發脹……四三〇
腹痛　少腹痛……四三一
少腹脹　當臍痛　臍凸……四三二
丹田痛　小便黄赤　小便閉……四三三
沁沙紅　溺血成條……四三四
溺如黑豆汁　陽莖腫亮　囊縮……四三五
遺精　經行先期　經行痘變……四三六
經水不至　經行不止　痘出血崩……四三七
崩漏出痘　痘出帶下　墮胎……四三八
疹時小産　産後血暈……四三九
瘀邪射肺　二便俱閉　大便閉……四四〇
矢氣　便血……四四一
痢　瀉黑糞　瀉白膜清水……四四二

利下如魚涷　利下如豆汁　便如羊糞……四四三
熱毒下注　便黄轉青　泄色青緑……四四四
痧出瀉利　大便出蛔……四四五
燥屎　慝蟲出　寸白蟲……四四六
手指痛　手心熱痛　手掐眉目面鼻　揚手
擲足……四四七
手足撩亂　手足戰動　手足背熱痛……四四八
手足厥逆　手指微寒　兩膝紅腫痛楚……四四九
兩膝酸軟　軟脚瘟　足冷過膝……四五〇
兩足熱痛　足瘡潰爛　痛髓……四五一
足心獨熱　疙瘩瘟　身振如瘧……四五二
身重　身紅　身冷　身癢……四五三
編（遍）身作痛　編（遍）身青紫……四五四
身紫　身黄……四五五
肉削　肌肉黑黯　筋抽脉惕……四五六
皮毛刺痛　皮膚乾燥　煩躁……四五七
悶亂　發狂　譫語……四五八
鄭聲　類中風……四五九
點後驚　驚氣入心……四六〇
瘛瘲　搐搦　慌張……四六一
鬼祟　悶痧發暈……四六二
喜好异常　亡魂　亡魄……四六三
喪神　失意　失志……四六四
心伏　肝伏　脾伏……四六五
肺伏　腎伏　倒伏……四六六
倒陷伏　陷伏　風禁……四六七
火禁　寒禁　水禁……四六八
鬱火　陽結　不寐……四六九
昏睡　尋衣撮空　天釣……四七〇
一把縳　熱入血室……四七一
久汗　汗出如油　巽鼎……四七二
伏龜　驚汗　血脱……四七三
濕熱　畜血　痧暑……四七四
寒戰　鷄戰……四七五
猴戰　牛戰　羊戰　痧出寒戰……四七六
努氣　乳母　交乳……四七七
寒熱　發寒　經觸……四七八
香觸　尸觸……四七九

客忤 獸觸……四八〇

第四冊……四八一

下卷總論……四八一

火裼 誤斂……四八二

倒靨 回陽泉……四八三

假靨 靨如麩皮 托靨……四八四

花靨 膿乾青紫……四八五

焦靨 椒皮靨 鐵葉 皮裹結……四八六

浮皮 榴皮靨……四八七

茄花靨 松花靨 堆沙變黑 魚鱗靨……四八八

螺螄靨 盤蛇靨……四八九

瞿塘靨 鈎鏤靨 懸丸靨……四九〇

還魂靨 一字靨 眉心先靨……四九一

半邊靨 望月靨 鼻準先靨……四九二

面痂焦裂 兩顴平靨 錐心靨……四九三

定星靨 回陽靨……四九四

地角先靨 地角乾黑 耳輪先靨……四九五

吊喉靨 闢池靨 臍痘不斂 十八灘……四九六

陰囊先靨 靨不過膝 兩脚先靨 兩足痂薄 …四九七

手足心先靨 水泉漏漿 命盆靨……四九八

疤白 疤白痕紅……四九九

無苔 疤紫 疤凸……五〇〇

疤凹 疤癢 血疤……五〇一

疤痛 泛疤 鼠傷 蟲傷……五〇二

疤腫 脱甲 百會疔……五〇三

風府疔 忘汲疔……五〇四

拘疔 延皮疔 骨疔……五〇五

火珠疔 唇中疔 白虎疔……五〇六

舌疔 捲簾疔……五〇七

聽會疔 拳虎疔 喉疔……五〇八

陰疔 鳩尾疔 燕窩疔……五〇九

海濤疔 五樞疔 伏莽疔 驪含疔……五一〇

居窌疔 命門疔 中窌疔……五一一

透腸疔 葡萄疔……五一二

勞宮疔 螺紋疔 小指疔……五一三

注命疔 血疔 白疔……五一四

海螄疔 靛花疔……五一五

疔走黃 疔爛成坑……五一六

七惡　陽毒……五一七
陰毒　百會結毒……五一八
神庭結毒　腦後潰爛……五一九
鼻準結毒　迎香結毒　承漿結毒……五二〇
風府結毒　項毒　馬刀……五二一
痰毒　咽喉發毒……五二二
曲池發毒　四腕發毒……五二三
肩端發毒　肩端發串……五二四
五俞發毒　伏兔發毒　背脊發毒……五二五
足肚發毒　當心發毒　腰灣發毒……五二六
少腹結毒　陽池發毒　一肢紅腫……五二七
陽錸結毒　膝灣結毒　毒發三陰交……五二八
足腕發毒　大趾發毒　涌泉發毒……五二九
毒腫不潰　痘毒不斂……五三〇
膿潰反痛　毒潰沿硬　毒潰流水及臭膿……五三一
多骨　痘毒成管……五三二
毒發不已　痘癰……五三三
癰毒作癢　流注……五三四
肺癰　大腸癰　小腸癰……五三五
肝癰　發癮　疹後發毒……五三六
火珠　水珠　痘風癬……五三七
痘風瘡　疳蝕瘡……五三八
陽瘡出血　血風瘡　痘後頭疼……五三九
頭腫目閉　目如烟熏　目胞腫……五四〇
第五冊……五四一
目久不開　目痛……五四一
目赤　目紅　羞明……五四二
內障　惡見日光……五四三
筋膜　外障……五四四
白障　目流膿血……五四五
瞳子散大　血貫瞳子　目陷……五四六
蟹珠　胬肉　眼珠突出……五四七
風門穿破　泪裹珠　誤損……五四八
風生粟米　上胞下垂　眼沿爛……五四九
痘斑入眼　雀目　骨敗……五五〇
山根紅點　流涕不止　鼻癢　硬痂塞鼻……五五一
烏飯沾唇　唇不蓋齒　唇皮不净……五五二
口穢未除　口張流涎　喉疳……五五三

牙疳　走馬牙疳……五五四
牙宣　牙落　舌白到唇……五五五
弄舌　舒舌　舌爛……五五六
舌上生疳　赤白口瘡　疹後口瘡……五五七
舌戰　多食　倏飢倏飽……五五八
痘後不食　疹後不食　嗜飲酒……五五九
嚼空　呵欠不止　食填太陰……五六〇
疹後痰渴詁語　涕唾稠密粘　疹因醋啞……五六一
吐黃水　疹後嗽血　嗽血……五六二
咳嗽　吐瀉并作……五六三
喉痹　失音　耳反熱……五六四
惡聞人聲　聞鑼……五六五
心痛　心煩不寐　怔忡……五六六
脅痛　腹痛唇白　腹痛啼叫……五六七
腹脹腸鳴　腸突　小腹脹滿……五六八
遺溺　血淋　溺如米泔……五六九
陰囊腫爛　卵腫……五七〇
瀉黑水　瀉膿血　疹後泄瀉……五七一
痘後便閉　完穀不化　邪熱不殺穀　肛門肉片……五七二
垂莖　陰癢　黃腫……五七三
身腫　水腫　肩臂作痛……五七四
骨節痛　兩臂獨腫　手足麻木……五七五
揚手擲（躑）足　手足屈伸艱苦　拘攣　腿腫
如瓠……五七六
兩足腫痛　兩腿疼痛　坐立戰搖……五七七
僵臥　紫點風　痘後奇癢　赤游風……五七八
脾疳　疳癆　痧疳……五七九
傷食　勞擾……五八〇
慢脾風　痘後汗渴　疹後汗渴……五八一
津脱　盗汗而渴　昏睡……五八二
睡夢呢喃　恍惚　痂後躁亂　痂後癖……五八三
死血班　痂後大熱　餘熱不退……五八四
疹後餘熱　潮熱　痘後寒熱……五八五
發寒　中惡　中風……五八六
地風　冷風　冒風早没……五八七
水蓄咳嗽　水蓄發腫　水蓄嘔噦……五八八
水蓄驚怖　水蓄溺閉　水蓄脅痛　痘後疹……五八九
痘後驚　痘後發搐……五九〇

疹後驚搐　食蒸發搐　痘後瘧……五九一
疹後肌痹　錫皮　狐惑……五九二
症因浴變　雉羽　痙……五九三
瘦脱　卒脱……五九四
疹後卒死　痘後怪疾　痘後行房……五九五
痘後勞傷……五九六
主方總論……五九七
乾神飲（扶陽主方）……五九七
坤神飲（脾火主方）……五九八
屯神飲（初朝用奪法主方）　蒙神飲（閉症
主方）……五九九
需神飲（定飛漿主方）……六〇〇
訟神飲（發熱氣急主方）……六〇一
師神飲（治疹主方）……六〇二
第六册……六〇三
比神飲（温肌發散）……六〇三
小畜飲（小腸火主方）　履神飲（筋痛主方）……六〇四
泰神飲（三焦火主方）……六〇五
否神飲（治痘疹上熱下寒陽浮陰竭）……六〇六
同人飲（治疹毒流連）……六〇七
大有飲（大渴主方）　謙神飲（氣血兩虚痘密極
而難漿主方）……六〇八
豫神飲（補血主方）……六〇九
隨神飲（發痘主方）　蠱神飲（倒靨主方）……六一〇
臨神飲（泡母主方）……六一一
觀神飲（治上部灰白不漿）……六一二
噬嗑飲（四心泛白主方）　賁神飲（血鬱主方）……六一三
剥神飲（退怪靨主方）……六一四
復神飲（膀胱火主方）　無妄飲（稀痘神方）……六一五
大畜飲（大腸火主方）　頤神飲（胃火主方）……六一七
大過飲（退班主方）……六一九
坎神飲（腎火主方）……六二〇
離神飲（心火主方）……六二一
咸神飲（攻補兼施）　恒神飲（初朝用鎮法
主方）……六二二
遯神飲（毒火盛于血分主方）……六二三
大壯飲（毒火盛于氣分主方）……六二四
晉神飲（治痿主方）……六二五

明夷飲（心胞絡火主方）……六二六
家人飲（活血主方）……六二七
睽神丹（解叢集之報痘于初朝并治毒滯之腹痛）……六二八
蹇神散（提伏毒主方）……六二九
解神飲（疏通經絡主方）……六三〇
損神飲（目障主方）……六三一
益神飲（化陰毒主方）……六三二
夬神飲（膽火主方）……六三三
姤神飲（治陰毒主方）……六三四
萃神飲（蒙面主方）……六三五
升神飲（束毒主方）……六三六
困神飲（返陰背陽之主方）……六三七
井神飲（潤乾枯主方）……六三八
革神飲（點後發驚主方）……六三九
鼎神飲（托毒主方）……六四〇
震神飲（肝火主方）……六四一
艮神飲（定虛喘主方）……六四二
漸神飲（九朝用養法主方）……六四三
歸妹飲（表汗主方）……六四四
豐神飲（咽喉痛主方）……六四五
旅神飲（陽毒主方）……六四六
巽神飲（攻惡形主方）……六四七
兑神飲（肺火主方）……六四八
渙神飲（分散顆粒之主方）……六四九
節神飲（利水主方）……六五〇
中孚飲（虛症斂痘主方）　小過飲（治夾凡瘡）……六五一
既濟飲（變臭主方）……六五二
未濟飲（治下部不漿之虛症）……六五三
附方……六五七
嚛峒丸……六五七
斑痧　小便不利方……六五八

序

太極之理。分而為陰陽。布而為五行。散而為萬物。此學之根柢也。未窺其奥。莫得而通。既探其源。斯無不貫。是故善觀道者。鳶飛魚躍。皆可會心。善語道者。大言小言。初無二致。周子曰。一實萬分。是萬為一。天地間事業。統諸此矣。張子升蛟名潮青。別字檢齋。明少保莊僖公後也。積學三十年。著有周易講義十七卷。答問錄八卷。儘堪羽翼程朱。又著詩經觀海五卷。更能紹承家學。又著洪範箋一卷。獨本洛書位數。以洩衍疇精義。發於前無作者。領悟既多。泛應自裕。出其緒餘。以治痘。苔雲之間。鮮能出其項背。此多

痘疹危險錄

條例

一痘疹起自漢代。未經軒岐論定。然五臟六腑。其經絡氣血。無分今古。是書各症治法。俱根柢靈素。扶其奧旨。攷核精微。理明詞簡。與淺陋者迥殊。

一歷代名家。專門者少。簡編所載。形症散見。是書旁搜博採。閱三十年而後成。故凡恠症奇形。庶幾大備。至於重用滋陰。以為攻毒清火之法。預杜飛將來發泡火渴痰喘之患。此理根據河洛。識者自能鑒之。

條例

一三元氣運流轉。要不只是大概。至於東垣。人人各殊。宗仲景而不知溫補。宗文中而不知涼瀉。即有合于氣運。其所失者已多。如春夏之有風溫。秋冬之有暄熱。隨時施治。固宜審同又須辨異。是書寒熱攻補。析為二十八法。神明迭用。初無偏陂之藥。水火相濟。頗協坎離之妙。

一書中各條名目。散見於群書。因三十年前失於記錄。未能復考。故不載所自出。至於各症治法。十之七八。由於心裁。敢以仰質有道。其間症同而因異者。各分列以醒目。

一是書論瘟症者。十之八九。論疹症者。十之一二。其中兼有之症。善讀書者正宜參觀而得之。故不分出痧症另作一卷。

一婦女痘痧。惟經行胎產。治法不同。其餘各症。未嘗或異。故不分出婦女。另作一卷。

一是書方法。工夫遞進。積三十年而成。扶危濟困。百試百驗。至於加減之法。難以言傳。故不盡錄。

一是書以心法爲綱。以各症爲目。以主方爲君。以外治爲佐。與法摘誤。採擷警覺。附載經絡。可以盡變。附錄本草。可以盡利。附記醫案。亦備以盡意云。

一是書稿本。先經狹人錄去。次經長興趙氏錄去。次經在城[illegible]

條例

氏錄去。次經南潯董氏錄去。次經武康高氏錄去。次經在城潘氏錄去。皆屬未成之稿。至此乃爲定本。倘別本流傳，醫者宜祈知所審。

痘疹危險録

採輯羣書

周易大全
内经
经络全書
本草綱目
外臺秘要
千金方
千金翼
巢氏病源
聖濟總録
赤水元珠
醫學正宗
尚論篇
醫門法律
寓意草
石山醫案
醫學綱目
萬氏家鈔
百代醫宗
景岳全書
儒門事親
名醫類案
濟世全書
生生子醫案
指餘
芷園臆草
丹溪心法
石室秘録
醫説

採輯羣書

外科正宗　瘍科選粹　竇太史全書　濟陰綱目
醒齋筆記　廣筆記　秘書　傷寒六書
準繩　醫統　治法彙　金匱要略
醫方攷　原機啓微　立齋痘疹　錢仲陽
陳文中　袁氏　魏氏　翁氏
萬氏　蔡氏　聞人氏　玉髓
玉函　馮氏錦囊　寶鑑　心書
痘疹大全　新書　釋意　保赤全書
救偏瑣言　痘疹全書　東莊摘鈔　龍宮秘笈

點飛集　痘疹正傳　傳心録　奇方類編
女科經綸　推拏秘旨　瘋症全書　元隱痘訣
鼓峯心法　東垣十書　柯韻伯方論　陸養愚醫驗
王肯堂筆塵　外科樞要

醫雖小道。學問無窮。余既留心於斯。臨明風雨。未敢暇逸。因姿質駑下。所閱之書。不能記憶。而參伍錯綜。積之三十餘年。艱苦亦備嘗之矣。用標其目于卷首。以誌得力之所自云。

採輯羣書

目次總論

書之有目，所以備考也。余因著書之難而有慨於看書之不易，請為天下後世正告之曰：看書之道，先要虛心。余之先以二十餘葉俱以科第文章相沿，勿替歧黃之學，原非世習。緣長兒亦殤，不勝悲憤，因於親友處徧覓方書，約數十種，晝習舉業，夜則沉翫，率以二鼓為限。積之一年，分閱俱徧，乃于每夕各取一條，合羣書而攷同異。積之一年，規則洞然。又思見聞未廣，識見未融，復不惜重費購求難得之書，靜坐冥參，進取回生之法。積之一年，自謂已臻絕頂。遇有時醫謝絕之症，恒奏奇功。凡余決為不治者，遠逐高手竭力救治。十無一活。此三十年前事也。嗣後參攷愈深，閱書愈富，每歷數年，自覺筆頭愈進。向所決為不治者，久之而十救其一。又久之而什救二三。古人有言曰：學問之道，猶登寶塔，上得一層，始識一層境界。否則越雪蜀日。或且反加訾議，不自知其淺陋，[illegible]言洵可我歎也。夫有書之難，其精深者姑勿論，即如安表和中四字，何人不知。而未能理會安和二字。故于三朝之前，千方一例，只知解表，不思表實之症，固宜解表，若元氣虛而解表，是安之而適以危之也。至於和中之法，非但溫養脾胃，即可以盡和字之義，痘賴津液以成漿。內火燔灼，消爍津液，其中之不和[illegible]焉。故始發而嘗清即濇當下即下。此亦是和。今之看書者。囫圇吞棗。全不咬出漿汁。拘泥舊聞。其於是書。及加訾議。斯固未為解人。至於自矜世傳。而於太極陰陽之理。醉生夢死者。更不足責。然而攷其條目。亦足擴其見聞。得是書而強識焉。井蛙之誚。其免乎哉。

心法傳論

臟腑　司天　五運
六氣　提綱　論陰陽氣血
論生氣　論火毒　論表裏
論日期　論成法　論脉

論虛症似實
論變症
論報點
論結痂
辨橫直
辨唇
辨不食
辨風寒
辨叢集
論實症似虛
論痧
論收膿
傳經順逆生死日期
辨氣色
辨舌胎
辨身涼
辨惡寒
辨頂陷
論緩急先後
論發熱
論行漿
辨并發
辨聲
辨乾渴
辨熱
辨瘢疹
辨白色

辨灰色 辨紅色 辨紫色
辨黑色 辨乾枯 口訣
内治二十八法有總論
鎮法 奪法 疏法 汗法 清法
分法 束法 解法 利法 捷法
涼透法 潤法 吐法 定法 火法
導法 借補法 下法 消法 和法
活血法 托法 化毒法 達法 變臭法
澁法 養法 歛法

上卷有總論

脉無神　陰脉　空脉　死脉歌　三遲

五軟　肉勝　三無　嬰兒　丁另

室女　新婚　孕婦出痘　孕婦出疹　猿猴跳鎖

觀音拂麈　馬馳劍道　一葦航海　三仙出洞　倒挂銀瓶

霜橋印迹　藕池滲水　石鼓鳴陰　赤澤栽蓮　破甕澄漿

逐麕亡羊　推車壓雪　岩頭走馬　霜逐梧桐　犯奪天梯

風燕失巢　彈打天鳥　秋蟬泣露　斷橋失路　炎天曉露

蟄戶啟戶　凍鱗出谷　浪裏漁舟　須痛　頭冷

頭腔　頭搖　頭汗如淋　頭毛逆生　項骨平削
解顱　顱凸　大頭瘟　蝦蟆瘟　扭項
面紅腫　面目預腫　面應腫不腫　面腫痘不腫　面紅唇白
面若塗硃　面皮黃燥　面如蒙垢　目青　愁容
烏雲落額　額見紫青紋　額汗　妖紅　顴紅
太陽腫突　金裹錢　山根年壽青黯　山根紫紋　鼻小紋
喉鼻　鼻衄　疹出鼻衄　鼻搧　鼻孔乾燥
鼻氣粗熱　鼻息微短　鼻孔黑鼻青　多嚏　鼻應封不封
流涕不止　烏雀班紋　緆眉　聳眉　點金臺

柳葉拂青絲　沙裏黑金　片雲掩月　黑霧遮天　紅霞演日
紅霓出谷　桃照清潭　黃雲捧月　月腰紅雲　蟹眼
目光如水晶　浮油混睛　目張如怒　眼角出血　血貫瞳子
直視無神　兩目傍徨　目盲　目閉　目上竄
目痛　紅絲繞目　拳毛倒睫　發熱眼紅　眴眼
哭無淚　目應合不合　目不應合而合　黑珠轉綠色　見聞怪異
見鬼　流淚如膿　流淚不止　淚堂枯焦　耳筋紫黑
耳紋紛錯　耳孔出血　耳紅熱　耳聾　虛聲
唇紅紫　唇燥　唇裂出血　唇皮剝落　唇青

唇黑 唇白 唇淡 唇紫硬 疹出唇紫
唇翻 咬唇 舞唇 雷公嘴 口角出血
口熱 口苦 口乾 大渴 躁渴
口膩 口穢 噯氣 唇口牽引 唇口蠕動
口噤不開 口張 口吐白沫 喜笑不休 齒槁
咬牙 龍飛丹竈 虎踞金山 饅頭咬 齦腫
齦白 舌多黄白胎 滑白胎 黑胎 燥黄胎
鏡面舌 舌燥 舌爛 舌有芒刺 舌破碎
舌紫 舌白 舌乾咽燥 舌腫 蛇舌

舌卷　喘因風寒　喘因痰火　喘因停食　喘因肺脹
喘因停飲　喘因肺虛　腎喘　氣促　痰因風火
痰因虛損　痰涎湧盛　吐臭痰　吐血　吐蛔蟲
吐　嘔　惡心　噦　咳嗽
呃逆　水嗆　喉腫　喉痛　喉爛
多吐　鵶聲　音變　音啞　經行忽啞
呻吟　狂叫　啼哭不止　昏暈不語　痘前不食
邪火毅毅　天柱折　龜背　背痛　挺胸
滿悶　瓜瓤瘟　胸脇痛　脇痛　心痛

絡浮　乳頭縮　折膂　腸鳴　絞腸瘟

腹脹　腹硬如石　孕婦鼓脹　腹痛　少腹痛

少腹脹　當臍痛　臍凸　丹田痛　小便黃赤

小便閉　泌沙紅　溺血成條　溺如黑豆汁　陽莖腫亮

囊縮　遺精　經行先期　經行痘發　經水不至

經行不止　痘出血崩　崩漏出痘　痘出帶下　墮胎

痧出小産　産後血暈　痧邪射肺　二便俱閉　大便閉

矢氣　便血　痢　瀉黑糞　瀉白膜清水

利下如魚凍　利下如豆汁　便如羊糞　熱毒下注　便黃轉青

泄色青绿　疹出瀉痢　大便出蛔　燥屎　惡虫出

寸白蟲　手指痛　手心熱痛　手搯眉目面鼻　揚手擲足

手足撩亂　手足戰動　手足背熱痛　手足厥逆　手指微寒

兩膝紅腫痛楚　兩膝酸軟　軟脚瘟　足冷過膝　兩足熱痛

足瘡潰爛　痛髓　足心獨熱　疙瘩瘟　身振如瘧

身重　身紅　身冷　身痒　徧身作痛

徧身青紫　身紫　身黄　肉削　肌肉黑黯

筋抽脉惕　皮毛刺痛　皮膚乾燥　煩躁　悶亂

發狂　譫語　鄭聲　類中風　點後驚

驚氣入心 瘈瘲 搐搦 慌張 鬼祟
悶疹發暈 喜好異常 亡魂 亡魄 喪神
失意 失志 心伏 肝伏 脾伏
肺伏 腎伏 倒伏 倒陷伏 陷伏
風禁 火禁 寒禁 水禁 鬱火
陽結 不寐 昏睡 尋衣撮空 丁八釣
一把縛 熱入血室 久汗 汗出如油 鼻張
伏龜 驚汗 血脫 濕熱 畜血
痧暑 寒戰 雞戰 猴戰 牛戰

羊戰　疹出寒戰　努氣　乳母　交乳

寒熱　發寒　經觸　香觸　尸觸

客忤　獸觸　穢觸缺　離魂缺　癘氣缺

地土缺　時忌缺

下卷有總論

火褐　誤飲　倒靨　廻陽泉　假靨
靨如麩皮　托靨　花靨　膿乾青紫　焦靨
栟皮靨　鐵葉　皮裏結　浮皮　榴皮靨
茄花靨　松花靨　堆沙變黑　魚鱗靨　螺螄靨
盤蛇靨　瞿塘靨　鈎鏤靨　懸丸靨　還魂靨
一字靨　眉心先靨　半邊靨　望月靨　鼻準先靨
面痂焦裂　兩顴平靨　鎚心靨　定星靨　回陽靨
地角先靨　地角乾黑　耳輪先靨　吊喉靨　闕池靨

臍痘不歛　十八灘　陰囊先靨　靨不過膝　兩脚先靨
兩足痂薄　手足心先靨水泉漏漿　命盖靨　痘白
痘白痕紅　無苔　痘紫　痘凸　痘凹
痘痒　血痘　痘痛　泛痘　衆傷
蟲傷　痘腫　脫甲　百會疔　風府疔
忘汲疔　拘疔　延皮疔　骨疔　火珠疔
唇中疔　白虎疔　舌疔　捲簾疔　聽會疔
拳尖疔　喉疔　陰疔　鳩尾疔　燕窩疔
海濤疔　五樞疔　伏莬疔　騯舍疔　居窌疔

命門疔　中窮疔　透腸疔　葡萄疔　勞宮疔
螺紋疔　小指疔　注命疔　血疔　白疔
海螄疔　靛花疔　疔走黄　疔爛成坑　七惡
陽毒　陰毒　百會結毒　神庭結毒　腦後潰爛
鼻準結毒　迎香結毒　承漿結毒　風府結毒　項毒
馬刀　瘊毒　咽喉發毒　曲池發毒　四腕毒
肩端發毒　肩端發串　五俞發毒　伏兎發毒　背脊發毒
足肚發毒　當心發毒　臂灣發毒　少腹發毒　陽池發毒
一肢紅腫　陽球結毒　膝灣發毒　毒發三陰交　足腕發毒

大趾發毒　湧泉發毒　毒腫不潰　瘡毒不斂　膿潰反痛
毒潰沿硬　毒潰流水及臭膿　多骨　瘡毒成管　毒發不已
瘡癰　癰毒作痒　流注　肺癰　大腸癰
小腸癰　肝癰　發癰　瘡後發毒　火珠
水珠　瘡風癬　瘡風瘡　疳蝕瘡　陽瘡出血
血風瘡　瘡後頭疼　頭腫目閉　目如烟燻　目胞腫
目火不閉　目痛　目赤　目紅　羞明
內障　惡見日光　筋膜　外障　白障
目流膿血　瞳子散大　血貫瞳子　目陷　蟹珠

胬肉　眼珠突出　風門穿破　淚裹珠　誤損
風生粟米　上胞下垂　眼沿爛　痘斑入眼　雀目
骨敗　山根紅點　涕流不止　鼻痒　硬痂塞鼻
烏飯沾唇　唇不蓋齒　唇皮不淨　口穢不除　口張流涎
喉瘡　牙瘡　走馬牙瘡　牙宣　牙落
舌白到唇　弄舌　舒舌　舌爛　舌上生瘡
赤白口瘡　疹後口瘡　舌戰　多食　倏飢倏飽
痘後不食　疹後不食　嗜飲酒　噴空　呵欠不止
食填太陰　疹後痰涌譫語　涕唾稠密　疹因醋啞　吐黃水

疹後嗽血　嗽血　咳嗽　吐瀉並作　喉痺
失音　耳反熱　惡聞人聲　聞鑼　心痛
心煩不寐　怔忡　脇痛　腹痛唇白　腹痛啼號
腹脹腸鳴　腸突　小腸脹滿　遺溺　血淋
溺如米泔　陰囊腫爛　卵腫　瀉黑水　瀉膿血
疹後泄瀉　痘後便閉　完穀不化　邪熱不殺穀　肛門肉片
垂莖　陰痒　黃腫　身腫　水腫
肩臂作痛　骨節痛　兩臂獨腫　手足麻木　揚手擲足
手足屈伸艱若　拘攣　腿腫如瓠　兩足腫痛　兩腿疼痛

坐立戰搖　僵臥　紫點風　痘後奇痒　赤游風
脾疳　疳劳　痢疳　傷食　劳擾
慢脾風　痘後汗渴　疹後汗渴　津脫　盗汗而渴
昏睡　睡夢呢喃　恍惚　痂後躁乱　痂後斑
死血斑　痂後大熱　餘熱不退　疹後餘熱　潮熱
痘後寒熱　發寒　中惡　中風　地風
冷風　冒風早淡　水蓄咳嗽　水蓄發腫　水蓄呃噦
水蓄驚怖　水蓄溺閉　水蓄脇痛　痘後疹　痘後驚
痘後發搐　疹後驚搐　食蒸發搐　痘後瘧　疹後肌痒

目録　十

錫皮　狐惑　疝因浴變　雄羽　痳

瘦脫　卒脫　疹後卒死　痘後怪疾　痘後行房

痘後勞傷

主方總論
乾神飲扶陽主方
坤神飲脾火主方
屯神飲初朝用奪法主方
蒙神飲開痘主方
需神飲定飛漿主方
訟神飲發熱氣急主方
師神飲治痧主方
比神飲溫助發散
小畜飲小腸火主方
履神飲筋痛主方
泰神飲三焦火主方
否神飲治痘疹上熱下寒陽浮陰竭
同人飲治疹毒流連
大有飲大渴主方
謙神飲氣血兩虛痘瘡極而難漿主方
豫神飲補血主之方
隨神飲發痘主方
蠱神飲倒靨主方
臨神飲泡母主方
觀神飲治上部灰白不漿
噬嗑飲四心泛白主方
賁神飲血鬱主方
剝神飲退怪靨主方
復神飲膀胱火主方

无妄飲稀痘神方
大過飲退班主方
咸神飲攻補兼施
大壯飲毒火盛于氣分主方
家人溢飲治血主方
蹇神飲搜伏毒主方
益神飲化痘毒主方
萃神飲蒙面主方
升神飲潤乾枯主方

大畜飲大腸火主方
坎神飲腎火主方
恆神飲初朝用鎮法主方
晉神飲治痘主方
睽神飲丹解叢集之報痘於初朝益治毒滯之腹痛
解神飲疏通經絡主方
夬神飲胆火主方
井神飲束毒主方
革神飲靨後發驚主方

頤神飲胃火主方
離神飲心火主方
遯神飲毒火盛于血分主方
明夷飲心火胞絡主方
損神飲目隆主方
姤神飲治陰毒主方
困神飲返陰背陽之主方
鼎神飲托毒主方

震神飲肝火主方
艮神飲定霍喘主方
漸神飲九朝用養法主方
歸妹飲表汗主方
豐神飲咽喉痛主方
旅神飲陽毒主方
巽神飲攻惡形主方
兌神飲肺火主方
渙神飲多歎顆粒之主方
節神飲利水主方
中孚飲靈疤斂痘主方
小過飲治來凡瘡
既濟飲寰臭主方
未濟飲治下部不漿之靈疤

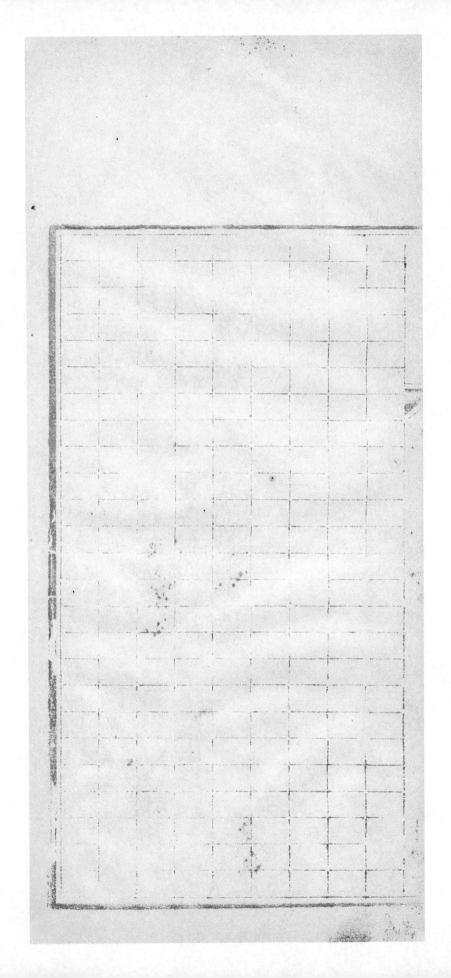

痘疹危險録

吳興張潮青升蛟氏著

心法總論

太極之理。一本萬殊。是萬是一。古來名醫授受。各有心法。以為條貫。不得其傳。臨證用藥。便無把握。是以人命為試也。即使博覽羣書。而是非無所折衷。雖欲成名於宇宙。逃責於鬼神。其可得乎。予輯是書。其心法之散見於證治者。已無所隱。又復提綱挈領。為門弟子言之。列於卷首。使知神明變化。莫不本此為之條貫。傳諸後世。亦共得所折衷云。

臟腑

足厥陰肝。主經絡。情主怒。聲主呼。屬木。尅脾土。生心火。腎水生之。肺金尅之。其色青。其味酸。其開竅於目。其液為淚。其脈在左關。在時為春。在干為甲乙。在支為寅卯。在症為生發。

手少陰心。主血。主神。情主喜。聲主笑。屬火。尅肺金。生脾土。肝木生之。腎水尅之。其色赤。其味苦。其開竅於舌。其液為汗。其脈在左寸。在時為夏。在干為丙丁。在支為巳午。在症為長養。

足太陰脾。主肌肉。情主思。聲主歌。屬土。尅腎水。生肺金。心火生之。肝木尅之。其色黃。其味甘。其開竅於口。其液為涎。其脈在右關。在時為四季。在干為戊己。在支為辰戌丑未。在症為成始成終。

手太陰肺。主氣。主皮毛。情主憂。聲主哭。屬金。剋肝木。生腎水。脾土生之。心火剋之。其色白。其味辛。其開竅於鼻。其液為涕。其脉在右寸。在時為秋。在干為庚辛。在支為申酉。在痘為潤澤充滿。足少陰腎。主骨。情主恐。聲主呻。屬水。剋心火。生肝木。脾土剋之。肺金生之。其色黑。其味鹹。其開竅上於耳。下於二陰。其液為唾。其脉在尺。在時為冬。在干為壬癸。在支為亥子。在痘為發源之始。成功之本。

手太陽小腸。與心為表裏。手陽明大腸。與肺為表裏。手少陽三焦。開竅於喉舌。手厥陰心包絡。與三焦為表裏。足太陽膀胱。與腎為

臟腑　司天

表裏。足陽明胃。與脾為表裏。足少陽膽。與肝為表裏。凡症證火毒之微盛。氣血之盈虧。或在一經。或兼兩經。其治專在本經。或兼治別經。皆本此以為救險扶危之法。識標取本。總在子母生尅四字。

司天

子午年、少陰君火司天。其脈鉤。陽明燥金在泉。其脈短而濇。卯酉年互易。丑未年、太陰濕土司天。其脈沉。太陽寒水在泉。其脈大而長。辰戌年互易。寅申年、少陽相火司天。其脈大而浮。厥陰風木在泉。其脈短。巳亥年互易。凡司天主上半年。在泉主下半年。如大運在木。三碧四綠司天屬風木年。臨寅卯。時值初春。治其太過。不獨肝病。

即在所生所尅之經。亦以治肝為心法。餘可類推。

五運

甲己土運。喜暖惡寒。乙庚金運。喜清惡燥。丙辛水運。喜暖惡冷。丁壬木運。喜達惡鬱。戊癸火運。喜涼惡熱。如大運在木。歲在丁壬。時值春初。令見風霾。凡心肝脾之證。總以治肝為心法。

六氣

一歲之主氣。以五行相生為次第。大寒初之氣。厥陰風木主之。春分二之氣。少陰君火主之。小滿三之氣。少陽相火主之。大暑四之氣。太陰濕土主之。秋分五之氣。陽明燥金主之。小雪六之氣。太陽

五運　六氣　提綱　論陰陽氣血

寒水主之。每歲之客氣。即是本歲司天在泉之氣。此沈存中之說。
又木火土金水之氣。各主一時。當其時者為主氣。非其時者為客
氣。此何柏齋之說。如氣與時令適合。而病又與氣合。則制其太過。
如時令與氣相反。而病又與氣相反。則制其所勝。此乃調氣之法

提綱 以下皆論治法

燭微知著。必先未雨綢繆。合脉色以救陰陽。察形氣而分虛實。大
汗、大下、大涼大熱、大攻、大補。審證以小心。用藥以大膽。濟險扶危。
所以盡坎離之妙用者。總令毒得外出。而真得內宅也。

論陰陽氣血

陽與氣有分。陽虛補火。氣虛補氣。陰與血有別。陰虛補水。血虛補血。陰不勝陽。治宜養陰。陽不勝陰。治宜扶陽。攝血之氣為衛氣。氣貴於行。載氣之血為榮血。血宜於活。此即太極分陰分陽動靜互根之妙也。

論生氣

生長收藏四時之氣統於一元。乃天地之生氣也。痘證氣為血主。血以載氣。氣呈於色。色別於神。自始出以至痂痕。色之有神采者。有生氣而可擬。色之無神采者。無生氣而難治。如有所因而色滯。必究其根而達之。辨色須用天光。切勿但將火照。

論生氣　論火毒　論表裏

論火毒

辨毒在形，辨火在色。諸聚皆毒，諸燥皆火。此句兼內證言、重輕各異，不必相兼。毒盛宜透，涼之即伏。火鬱宜發，寒之反凝。形惡可痊，惟其血活之故。色惡難治，更審稀密之殊。火分隱見虛實。此亦兼內證言、毒別透伏陰陽。

論表裏

見於外者為表證。如瘡形稀密、盤色淺深之類、見於內者為裏證。如煩渴不食、腹痛便閉之類、表證為標，裏證為本。識標治本。法以神行，標本同治，各別重輕。

取本之訣

不專是補

論日期

常證須以先後求。險證祇將虛實斷。毒火外出者生。或安內以攘外。氣血內傷者死。或治外以安內。神而明之。所以起死。是以虛證分明。三朝之前不禁補。毒火猶熾。十朝以後尚宜清。

論成法

根窠脚地。看痘之成法。總以面部為主。血附之謂根。頂起之謂窠。七朝之前。先看根窠。如無根窠。不能成漿。分珠之謂脚。空地之謂地。七朝之後。專看脚地。如無脚地。不能成靨。

論脉

左尺外以候腎陰。醫者指外内候膀胱及大腸。醫者指內右尺外以候腎陽內候三焦及小腸。左關外以候肝。内以候膽。右關外以候胃。内以候脾。左寸外以候心。内以候心包絡。右寸外以候肺。内以候膻中。督脉行於身後。主氣。任脉行於身前。主血。趺陽脉候於足背。主胃氣。人迎脉候於左關。主外感。氣口脉候於右關。主内傷。寸候上焦病。關候中焦病。尺候下焦病。洪數有力為實。微細無力為虛。浮按無力為陽虛。沈按無力為陰虛。外證似實而脉虛。分别陰陽。可以起死。外證皆虛而脉實。百人之中。必無一活。又五臟之脉。合之四時。春弦。夏鉤。秋毫。冬石。皆以和緩為有胃氣。六脉之中獨異者病。

獨大獨細之類和緩而見所勝之脈。如春見微夏見沈之類甚者即必病。所勝不甚。若至所勝之時必病。

論虛證如實

審證不真。用藥即誤。故內外必須參觀。兼證更宜詳辨。如煩躁壯熱而六脉空浮。或舌黑而潤。或瀉後發喘。或妄言而聲微。或面赤而便清長。或喉痛而足獨熱。或渴而喜熱惡冷。或痘見紫色。而面帶青白。凡此皆作虛治。辨之於脉沈候久候。可得其真。

論實證如虛

審證之法。必無一項之不合。乃可因以決虛實。所謂無一不合者

論虛證如實　論實證如虛　論緩急先後

此醫家定盤針也。不獨以痘為然，可謂不傳之秘。然如無竅證，方可謂之心細，必心細而後識膽大。甫生

謂虛證中之所有。實證中之所必無。則可以虛斷。實證中之所有。虛證中之所必無。則可以實斷。此乃不傳之妙。如身涼而躁亂。或身涼而煩渴。便閉。或肢厥而身熱。神昏。或下利而焦黑。臭穢。或痘色白黯而有硃砂點子。或寒戰咬牙。而盤紅囊板。凡此皆作實治。辨之於脉。沈候久候。方得其真。

論緩急先後

急先治標。緩先治本。先其所後。難以奏起死之功。如感寒而痘隔伏者。先散其寒。然後發痘。如乾枯而身和者。先宜活血潤燥。俟其色轉紅活。然後涼血。後其所先。無以杜未然之患。如毒火盛於氣分。不先為之清透。遽與攻毒。即起飛漿水泡之類。先表而後裏。以有外感者言。先上而後

下。此以漿言行先清而後補。先輕而後重。此以藥言用推類以盡其餘。則思過半矣。

論變證

實證變虛。即為真虛。虛證變實。不為真實。應有之變。防其未然。意外之變。究所由來。

論痧

痧出以肺為主。而或兼治陽明。治痧以透為功。而或兼宜涼血。色貴淡紅。不宜紫滯。形期外透。不計稀稠。非養陰無以退陽。故清肺必兼潤肺。如欲託送而無力。治法不拘於疏透。亦宜佐以人參若更陰竭而陽浮。治疹即同於治痘。

論發熱

危險之證。發熱之際。大可挽回。所慮莫如毒盛。所防尤在元虛。有如壯熱煩躁。心胸煩悶。鼻氣粗急。唇紅舌燥。神昏目紅。口渴大汗。腹疼筋痛。肌膚浮胖。形神委頓者。痘出必密。此時或表或下。或救陰。或救陽。總以透毒外出。不使內潰為主。

論報點

危險之證。報點初朝。尚可挽回。所慮固在血虛。所恐尤在稠密。其未報點而可決其必稠密者。已詳上條。又或先見報痘。先見避痘。

或二三相連。或脣如魚子。或見硃砂點子。或見點紫滯。或見點白黯。或起發甚速。或點後發纍。或初見即密。或自下而上。此時朕兆已見。用汗用下。救陰救陽。總以透毒外出之中。而能分散顆粒為主。痘出至足。未必出齊。身熱得退。其痘乃齊。痘出已密。即用束毒法。火勢未平。即用涼透法。所以防患於未然也。

論起脹

脹必先起於頭面。依次漸及於身肢。火盛毒輕。（盤暈太紅。痘不甚密。）清火非難。血虛毒盛。（痘甚密而血不榮。）透毒最難。（時至起脹。頂白盤紅。方為毒透。）不脹者不漿。故着力專在氣分。（形不足者。借補其氣。）不潤者不脹。故着力專在血分。（養血滋陰。乾滯潤赤宜防發泡於未萌。貴杜壅破於無形。

論行漿

時届行漿。提漿為主。但觀盤暈之淺深。可決漿行之厚薄。攻毒行滯。補火潤燥。要必先提其頭面。而後下達於身肢。提法各殊。毒必盡化而後止。其鼓動在氣分。其着力在血分。宜防火禍發毒之憂。貴杜壅破喘瀉之患。

論結痂

浸淫不斂。利水而後成痂。潰爛難收。清火方能結靨。未結欲其盡結。吉凶分於潤燥。既結欲其盡脫。虛實判於疤痕。如見漿影而即

痂。氣虛血少。潤而薄者。惟補與託乃可生。若使膿成而枯燥。黏肉不脫。惟能食者。清火潤燥可以收功

傳經順逆生死日期

痘之傳經。由腎傳肝者順。由腎傳心者逆。由肝傳心者順。由肝傳脾者逆。由脾傳肺者順。由脾傳腎者逆。由肺傳腎者順。由肺傳肝者逆。腎經毒盛。一日不死六日死。肝經毒盛。三日不死八日死。心經毒盛。二日不死七日死。脾經毒盛。五日不死十日死。肺經毒盛。四日不死九日死。膽經毒盛。七日死。三焦毒盛。七日死。心胞毒盛。七日死。膀胱毒盛。九日死。小腸毒盛。九日死。大腸毒盛。九日死。胃

經毒盛。十日死。死在十朝後者。皆一臟兩傷之證也。

辨升發

氣未上達宜升提。火未外達宜發散。火盛之證。先發而後升。氣虛之證。補氣以佐升。

辨横直

升發之藥。其性不同。上部多見。宜用性之横行者。使分布於周身。下部先見。宜用性之直行者。使上達於頭面。

辨氣色

面上之色。浮而見於肌表者謂之氣。春宜微黄而帶青。夏宜微黄而帶赤。秋宜微黃而帶白。冬宜微黃而帶黑。此四時之正色也。面部正額屬心。左頰屬肝。右頰屬肺。鼻屬脾。地閣屬腎。若春月而氣色見白黯而不澤者病。更見左頰獨甚者危。餘倣此。又肝病而氣色見白黯而不澤者危。更見左頰獨甚者死。餘亦倣此。

辨聲

望色聞聲。神巧所寓。大抵清長多吉。啞塞多凶。號叫由肝。呻吟是腎。肺雖主咳。須分微盛。嘶固屬脾。必審遲速。判粗細於鼻氣。別喘促於喉間。短氣者元虛。哀苦者疼痛。始微終絶者危。一字一斷者死。

此不獨脣證為然凡小兒未出痘者生後速驗其毒火之輕重可豫識之矣屏生

辨脣

淡紅者火輕。深紅者火重。潤澤者毒微。燥硬者毒盛。無紅點者痘必稀。見白點者痘必密。發熱而內脣浮白。悶證已成。痂落而脣未如常。毒留之驗。此予看痘之心法。允為用藥之樞機。

辨舌胎

黃為胃火。黑為腎火。有芒為心火。滑白為中虛。火有真假。舌分潤燥。觀胎形之厚薄。察飲食之能否。驗胎色之淺深。識病情之進退。

辨乾渴

肺熱口乾。喜涼而多飲。水虛口渴。喜熱而少飲。

辨不食

胃熱壅遏。胎見於舌。脾虚不運。大便多瀉。外證雖險。得穀者昌。外證非逆。絶穀者亾。疹方起發。痘未成漿。此時不食。且莫慌張。

辨身涼

身涼神靜。痘點已定。身涼神躁。伏毒内擾。身涼色潤。起脹自順。身涼色滯。火鬱先治。

辨熱

虚熱緩而脉無力。實熱烈而脉有力。點前熱甚。外熱宜表。點後熱甚。内熱宜清。無汗外熱。宜表。多汗内熱。宜清。内火逼出津液。故以清熱為主。熱在

辨不食　辨身涼　辨熱　辨風寒　辨惡寒　辨班疹

皮毛者出必輕。熱在肌肉者出必重。反手按之。可得而知。要惟表裏疏通。火毒始有出路。若使鬆肌或誤。失補即在初朝。

辨風寒

脉浮有汗。涕唾稠黏者。風也。鼻滯或由風閉。脉緊無汗。鼻流清涕者。寒也。青紫或屬寒凝。風則解肌。汗忌寒宜發汗。

辨惡寒

未汗而惡寒。邪盛而表實。已汗而惡寒。邪退而表虛。火鬱發寒。煩渴可驗。

辨班疹

班發於胃。治須活散。疹見於肺。治宜透發。先疹後痘。散其疹而痘可起。先痘後班。透其痘而班自退。先用活血涼透法　次用涼血攻毒法

辨叢集

紅紫為陽。淡白為陰。經絡視其部位。攻化察其重輕。審多寡而知險逆。觀餘痘以別死生。懸形已成。攻而兼運。朕兆初見。急宜疏散。如其已成。須運動本經之氣血。

辨頂陷

伏毒之陷硬。氣虛之陷綿。伏毒中乾。非攻不透。氣虛中潤。補託乃峻。攻必佐以鬆肌。補則或宜火化。攻補有異。養血無異。

辨叢集　辨頂陷　辨白色　辨灰白　辨紅色

辨白色

血鬱之白燥。血虛之白潤。鬱證宜發。先動其風。虛證宜温。兼補其氣。二證驗之兩脣。用藥不同。輕試。（鬱證脣多紅燥或多白脣 虛證脣色淡紅必無白脣）

辨灰白

灰白屬虛寒。有盤必淡。灰滯屬鬱火。窠囊必固。灰滯而朗綻鬆透。猶可保全。灰白更囊空。温補亦歸無用。

辨紅色

紅深色赤。火盛之證。紅淡色嬌。癰破之兆。淡中帶黃。火鬱非虛。嬌中帶紫。血虛非火。紅盛漿濃。紅微漿薄。紅在當頂。虛實須分。紅暈

四散。淺深勿亂。淺者當補氣 深者當涼血

辨紫色

深紅而紫。其色乾滯者。此乃血熱之證。若紫色浮游。而脣舌紅潤二便清調。又是血虛之極。陰竭陽浮之證也。治法補血必兼補氣。氣溫而血行。紫色即消。治血熱須分隱見。見者身熱。治先散火。隱者不熱。治先活血。

辨黑色

熱毒熏灼變焦黑。陽氣不充變灰黑。焦黑降其後。陰灰黑提補正氣。初起大半因疔。攻之則凸。壓後大半因毒。盤在難生。疔毒皆宜

辨紫色 辨黑色 辨乾枯 口訣

潤其津。攻發總貴行其血。

辨乾枯

鼻孔潤者可生。鼻孔燥者不振。身和者先養肝血。透毒而潤燥。身熱者先清肺火。活血而透毒。

口訣

第一義。痘前（時令寒暑、有無疾病）本質（或厚或薄、年長年少）君須記。（宜加詳問）第二能。臟腑順逆細分明。（臟腑有以内證為主者、有以外證為主者、分别順逆、可知生死之别）第三法。痘未出齊慎透發。（有宜補者有宜温者、有宜提者、有宜分者、有宜汗者有宜奪者、不得概以鬆肌透毒、致誤於始也）第四奇。觀形察色有元微。（形分疎密凹凸、色别老嫩潤滯、分觀合察凶中有吉、吉中有凶）第五神。二便唇舌得真情。內證虛實、毒火微甚、合而考之、即無遁形、第六訣。內外參觀，審脉息。內證外證各項參觀、而更審其脉之有無力量、或沉或浮、所以辨疑、第七祕。搜索風寒，求禁忌。或感風寒、或犯禁忌、證有疑難、及倏忽變者、須搜求、第八要。雜證重輕，毋顛倒。痘證以治痘為主、若因雜證妨痘、其勢重者、又宜先治雜證為急、第九裁。陰陽氣血別盈虧。此用純一之法、第十真。還疑反信是研精。因證用藥、攻補汗下、既見為是、猶恐其似是而非、更須心中細細辨駁、必合內證外證、無一不合、信之極真、雖非衆論、自可以奏奇功、

內治二十八法總論

用藥之法。巧妙不同。古來先哲。各有得力。以表見於一時其散見羣書者。非兼綜條貫。無以盡神明之用。非考校精詳。無以得時措

內治二十八法總論　鎮法　奪法

之宜。所列各法。不同庸末。扶危定險。堪為典則。

鎮法　定腰疼

疽毒發源於腎。腎經之火。一發而不可制。則不數日即死矣。天地之間。惟水可以制火。人身一小天地。亦有何異。庸醫不能參悟。治疽於初朝。但識鬆肌解毒。火無水制。遂肆其燄。余觀先哲名論。探本窮源。未有精於壯水者。故以鎮名之。鎮者。以真水鎮住邪火。恒門神飲使一線而出也。

奪法　救悶證

毒火兩盛。其勢甚急。非鎮法所能治也。奪其勢於將萌。用神飲也使火有所自散。毒有所自出。在内不至燔灼。在外不至閉塞。凡發熱而神昏氣急。腰疼目赤。口噤便閉者。連投一二劑。即見挽回之妙。如膽力不雄。僅以鬆肌透毒爲治。不過一晝夜。即内潰而成逆證矣。

疏法　通閉證　散叢集

救悶證於將萌。非奪不爲功。如無壯熱目紅氣急等證。但見神昏煩躁者。乃閉證也。毒氣閉於經絡。汗下皆非所宜。尤忌寒涼之藥。十二經絡皆宜疏通。用蒙神飲痘得外透。諸證自定。至於見點初朝三四成叢者。必因所見之經絡氣血。兩疏以解散其叢集之勢。用解神飲經絡有痰。氣血所以凝滯也。疏通氣血。又必兼用消痰之藥。

疏法　汗法　清法

汗法　解表實

解肌之法。祇是發鬆肌表。非汗之也。故肌表已和。即宜守妄汗之禁。保其津液以行漿。如解肌而大熱不退。痘如火焠。或風寒閉塞。肌肉青黯。苟非大汗（用歸妹飲）則肺火燔灼津液。其痘必至焦枯。若發表而不應。有宜兼用壯水之藥者。又發汗之一大法也。

清法　稀顆粒

火盛於表者。宜用汗以散之。火盛於肺。為煩。為渴。為氣急。但與汗散。痘之初見雖稀。其後必密。宜用氣分清火之藥。（訟神飲之類）氣清而毒散。痘出亦稀。清火之訣。又在潤肺。（兌神飲）肺得潤而金氣下行。燥火不燔。陽明不灼。血分色亦因之而紅活矣。

分法　安頭面

痘出貴其勻朗。所以頭面獨密者。陽明之毒氣滯於中焦。故邪火上炎而獨密。面密之證。兩足恒冷。而出遲。凡見頭汗、頭疼、顴紅、脣紅。見點初朝。頭面已有密象者。要惟疏其滯氣。導火下行。用桑神飲勿用升提之藥。而散上焦之鬱熱。使分布於周身。痘雖密可救。古人治痘重在三朝前者。為其尚無定位也。此法不明。何醫之足云。

求法　斂根窠

痘以尖綻為佳。平塌為忌。而所以能尖綻者。氣實主之。升神飲至稠密之證。尤宜尖綻。故見點三朝以後。借補其氣。使氣尊於血分。頂透其毒。毋令皮裏攻開。涼其血分。斂其盤暈。一切鬆肌之藥。皆所勿用。束法得力。痘無癢塌之患。且易漿滿。

解法　杜焦隔

毒未定位。宜用疏法。毒已叢集。使無以解之。則氣血愈加凝滯。世俗泛用涼瀉。以致焦隔。不知解毒之法。在分別經絡。行其滯氣。法其滯血。（解神飲加改）佐以消痰攻毒之藥。如身後獨密。治主膀胱。身側獨密。治主少陽。大腹獨密。治主太陰。小腹獨密。治主厥陰之類。

利法

痘賴津液以成漿。利水之法，原未可輕用。而或身熱甚盛，若不利其小便，則火無出路。古人大熱宜利之説，為身熱甚者言之也。至成漿之後，浸淫不斂，水在皮膚者，非利不為功。飲水過多，濕勝泄瀉者，亦非利不為功。至小便閉者，以利水藥中（節神飲）加入桔梗、桑皮以治肺。開提疏散，使金氣降而小便自行。此亦用利之心法也。

提法

提法有二。下者提之使上。如痘不先見於頭面，而反先見於下部，則用川芎、桔梗、羌活、柴胡等味以提之，使起脹行漿，仍得自上而下是也。伏者提之使出。如用升麻、羌活以提出腎毒，用鬱金、桔梗、

提法　涼透法　潤法

以提出心毒是也。血鬱火鬱升提以行氣。而鬱自散也矣。

涼透法　定飛漿　救泡證

痘不起脹。無以成漿。而若肺鬱肝鬱之證。四五六三朝。防起飛漿。需神飲加減六七八三朝。防發水泡。一切攻毒之藥。其性俱溫皆不可用。宜犀角羚羊桔梗牛蒡等味。涼透以起其脹。不致助其毒氣。俟脹已起齊。當攻則攻。行漿雖遲。可無他慮。

潤法　退乾紅　脫怪靨

痘未行漿。忌用燥藥。用升神飲若乾紅之證。固宜活血。尤宜清肺潤肺。肺火既清。不致消耗津液。肺經得潤。又能下生腎水。佐以涼透借補之法。自可起脹。至結痂燥黑。黏肉不脫者。毒在皮毛。亦以清肺潤肺為主。若大便久閉。則以滋陰為主。

吐法　解壅塞

痘出而陽明火盛者。大抵作吐。故吐之一法。時醫絕無用[illegible]者。不知頭痛頭汗。為痰為食。邪在上焦之證。莫如研萊菔子淡湯調飲探吐。既可越而出之。并令餘邪下行。至小便不通。最為急證。亦宜用吐以提其氣。氣通而水自降矣。肝胃火鬱亦宜之。

定法

肺為氣主。專司敷布。毒氣鬱於肺經。膾痘必然漸密。藥用清肺潤

吐法　定法　攻法

肺。佐以借補大壯飲加減更加角刺甲片。使毒氣歸於先見之顆粒。是為定法。至火氣沖激。已見飛漿水泡者。肺為飛漿。肝為水泡。分別肝肺兩經。先用涼透散火開鬱之藥。定其沖激之勢。大勢定而起脹齊。然後攻發其痘。仍以壯水為主。

攻法　透陷伏　潰板囊

傷寒雜證。俱以大黃枳實為攻藥。治痘之法。以毒攻毒。不令陷伏。如用甲片蜂房天蟲角刺蜈蚣全蝎等味。聚飲神攻其滯氣。佐以鬆肌。不患痘不鬆擡。所患虛擡空殼。必用當歸地黃滋陰養血之藥主也。此為攻毒之心法。

導法　止嘔吐

導者，引導以先之也。投以應投之藥，吐而不納，須先有以導之。如胃寒之證，投以薑桂而吐者，氣上逆也，先飲燒酒一二匙，藥即能入；胃熱之證，投以石膏而吐者，虛火上逆也，先飲參湯二三匙，藥即能入。此即熱藥冷服，冷藥熱服之法。

借補法　起窠囊

補法有正有借。氣虛補氣，血虛補血，此正治也。證若挾虛，須知借補之法。如外受風寒，邪在太陽，借用人參，則補氣正所以發表。參蘇飲之類。邪在少陽，借用人參，則補氣正所以和解。小柴胡湯氣虛毒盛者

借用人參。則補氣正所以透毒。（人參敗毒散）血虛毒盛者。兼補其血。則補血正所以攻毒。（豫神飲之類）

下法　湯裏實

治痘戒誤下。此為常證言之也。如火擾於內。毒滯於中。一下未愈。不妨至再。輕下未愈。不妨加重。但用大黃治痘。又必計及行漿。惟配地黃同用。既能制火以潤燥。且大下而不傷陰。（大畜飲用阿膠不用地黃惟坤神飲大黃熟地並用）其與奪法有別者。用奪止在初朝。用下不拘先後。

消法

食停中焦。禁用葛根大黃。宜審所停之食物。而加消藥以治之。此妙法也。如兼風寒。宜加桑皮以疏肺。其食自降於大腸。中氣虧損者。兼補中氣以佐消。至於毒氣阻滯者。須破氣以消其脹。誤投耆朮者。須散氣以消其滿。消而不過。乃得用消之心法。

和法

人以胃氣為本。古人用寒涼藥。必稍加糯米。調和脾胃。此和中之法也。至於結痂太薄。毒未盡而元氣虛。未可清涼解毒。亦勿呆補。須用和平之藥。溫養氣血。疏通經絡。佐以赤苓銀花之類。加入補劑中。可杜未萌之患。

活血法　消滯色　退紫瘢

和法　活血法　託法

血欲其活。活則易於成漿。顧血之滯而不活者。宜以火之隱見分別治法。火之見者。活血須兼散火。火之隱者。活血須兼行氣。如不散火行氣。僅與涼血。血愈凝而不活矣。但散火之藥。須散血中之火。（用黑荊芥）行氣之藥。須行血中之氣。（用鬱金）活血攻毒。（用大過飲）紫癍亦退。

託法　充膿漿

託者。補其氣而託毒外出也。（鼎神飲）痘密能食。此時毒在肌肉。尚未內攻。重用黃耆。使內不得入。佐以活血化毒（之藥）。使毒不得不外出。可以起死。頂陷中潤者。氣分不足。非託不為功。如見漿影即結薄痂。虛證託令痂厚。實證託令堆沙。配藥雖殊。必宜用託則一也。

壹葉 十五 十三 百九十字

化毒法　潰陰毒

痘已起脹而板硬，有以化毒，然後成漿。益神飲加減。但火盛者易化，火微者難化。或用附子、肉桂，鼓舞氣血以成漿；或用桂枝、麻黃，稍借火性以成漿。毒在血分，得熱則行，養血補火，乃化毒之一法也。

達法

達者，達於下也。肺氣下達則生水，胃火達下則痘出至足。法在清其本經。至上部起脹，下部不脹，先須疏通血脉以潤燥。上部已漿，下部未漿，須去上升之藥，而行下焦之滯氣。未濟飲治下部不漿之虛證，若實證則潤燥攻毒而行氣行血潤，令無不足之漿，斯免發毒之患。

下焦之滯氣

化毒法　達法　變臭法　疏法

變臭法　潰陽毒

痘密可以變臭者。天庭以上。必須分珠而血活。否則毒盛、血少。雖欲變臭。不可得也。變臭之法。養血而潤燥。既濟飲攻毒而託裏。稍加麻黃桂枝。化毒於肌表。蓋天下之物。燥者必堅。臭者必潤。堅者必因乎寒。臭者必因乎熱。此不易之理。即回生之法。

澁法　止溏瀉

初朝溏瀉。透其毒而瀉自止。若至行漿收靨之時。脾虛泄瀉。投以補火健脾之藥而不愈。宜加肉果赤石脂等以澁之。澁之不效。則研赤石脂末和粥飼之。使不即出。此亦扶危之法。如屬火瀉斷不宜澁。故辨别瀉色。又為用澁之心法。

養法　杜癕毒

火氣已平。毒未盡化。養血攻毒。即所以行漿。漸神飲至兩足之漿。雖已遍及。仍宜養陰託毒。使毒氣盡歸顆粒。無論虛證實證。但宜佐以消痰。切勿遽用燥藥以斂之。多養一日之漿。可免發毒之患。

斂法　杜潰爛

斂痘之法。宜分虛實。如屬虛證。健脾利水以斂之。中孚飲參用節神飲即有未盡之毒。忌用清涼。如屬實證。解毒利水以斂之。即見脾溏之證。切勿健脾。斂法切當。斯無浸淫潰爛之患。

養法　斂法

危險之證十之六七。由於先天溼火。然火之有餘。總由水之不足。況一經發熱。陰分先傷。陰分傷而陽愈亢。以致乾紅紫滯不能成漿。投以寒涼。則陰竭陽浮。其外證愈見乾紫。其外(内)證反見牙焦舌燥煩渴躁亂喉痛喘急等證。此時若按其脉。必浮大而無力。死亾接踵。醫者不悟。病家不知也。以上二十八法。雖備之以盡利。而其要總在滋陰。夫痘之起脹以成漿者。皆肝木之生氣也。滋水以制火。即所以生肝。閱者可知心法之要矣。

所以生肝。

以上八千〇卅一字

痘疹危險録

上卷總論

陰變陽合。人之所以生也。陰平陽秘。氣之所以治也。陰陽偏勝。疾之所以作也。陰陽離決。人之所以死也。分之雖難指屈。合之不外一理。是卷各症。採輯羣書。細加参訂。或単見痘前。或統貫終始。故皆列之上卷。而所以分經絡。辨虛實者十之六七。歸重滋陰。非偏於陰也。良以痘之危險。所患者陽勝。痘之成漿。所恃者陰平耶。抉填雖發揮古人之奧。以為後學之矩。此即仲景治傷寒。必以救陰為急之義。比類以觀。夫何疑焉。

總論　脉無神　陰脉　空脉

脉無神

發熱之初。兒年雖小。亦須辨脉。脉帶和緩之氣。是為胃氣。若急躁無神。痘出必危。火盛故也。心主血百脉。肺朝百脉。宜清心肺以壯水為君。透毒為使。

陰脉

痘為陽病。若見沉細之陰脉。面白神疲。溺清唇淡。身不壯熱者。有陽衰耗。無力托送。雖在初朝。宜投參桂。如脉本六陰。未見陽虛各症者勿論。如脉伏而神躁。壯熱者。乃是宜投大黃症。

空脉

浮按洪大。重按漸微。虛火上炎。雖面赤唇紅。煩躁不寧。而或溺清便溏。或渴不欲飲。其上炎之火。正因真陰虧極。無以斂其孤陽。即在初朝。宜用參附熟地五味等藥。如誤表之。汗洩而死。

死脉歌

雀啄連來三五啄。屋漏半日一點落。魚翔似有又如無。蝦遊靜中忽一躍。彈石硬來尋即散。搭指散亂為解索。更或脉實諸症虛。寡語醫家休下藥。

三遲

言遲行遲齒遲者。先天腎氣不足。未痘之先。必宜多服无妄飲。以滋化源。至痘出時。慎用表藥。

五軟

項軟腰軟手軟足軟陽莖軟者。中氣不足。未痘之先。宜預補元氣。調脾胃。以滋化源。至痘出時。慎用清涼。

肉勝

小兒形肥皓白。中氣不足。痘出多險。未痘之前。宜節其肥。毋固其中氣。且令常見風日。至痘出時。慎用表藥。

三無

痘將出而眼無淚。鼻無涕。口無涎者。火盛水虛。津液不足。以上達。

峻補真陰以為救法。尺脉虛弱。宜杏神飲。大忌疏散。

嬰兒

百日內小兒。臟腑柔嫩。變蒸未全。不任湯藥。只宜治其乳母。清火透毒。藥用漏蘆、甲片、木通、蒲公英等。通乳入乳房。治母即所以治子。如胎毒甚盛。又宜竟治其兒。牛黃、珍珠。所以解毒。犀角、羚羊。所以透毒。忌用攻發。以免平塌之患。

丁男

男子十六以後。精洩則陰虛。陰虛發熱之初。先宜用鎮法。使真水足以制火。苟非陽氣虛寒。起脹行漿之藥。總以滋陰為主。惟毒火兩盛

嬰兒　丁男　室女　新婚　孕婦出痘

者。宜奪則奪。宜清則清。宜下則下。不拘一法。若有勞傷。宜養脾陰

室女

痘必賴血以成漿。凡危險之症。治女易於治男者。以其血盛也。若至十五以後。天癸行而去血多。治以補血為主。又必審問其經期以別調治之法。如痘出太密。中虛能食。大補其內。可以收功。

新婚

新婚出痘。精血已傷。不論男女。總以壯水為主。以為行漿地步。如痘出雖稀。隱隱腰疼不止者。並宜溫補腎陽。

孕婦

治以安胎為主。見點宜寬氣道。起脹當清內熱。行漿勿宜攻毒。收靨更須養血。防其胎氣上沖。慮其胎之下墜。上則慎用提藥法。下則忌用達法。至於破血之藥。始終勿用。此是常症。如毒火太盛。即大黃不忌。如虛寒太盛。即附子不禁。有犯而犯。即所以安胎。但宜衰其大半而即止。總以重用熟地為心法。

孕婦出疹

此雖胎落無妨。然用輕揚之劑。疏透火毒。則內熱清而胎氣自安。若丹皮蟬蛻木通犀角等味。亦所忌用。

猿猴跳鎖

孕婦出疹　猿猴跳鎖　觀音拂座　馬馳劍道

出於傷寒方愈之後。治宜清胃熱，滋胃陰，生津液，而佐以升提，使毒得外出。至於既出，繼以救陰為主。

觀音拂座

出於久瀉之後，脾氣已傷，無力托送。治法固宜培土，又忌純用燥藥。蓋治痘之訣，當步步為行漿計也。寒涼之味，一切皆忌。

馬馳劍道

出於久瘧之後，正氣已虛，宜扶正氣。凡瘧疾治主少陽，寒重則發表，熱重則涼血。發於午前，和解陽分而降之；發於午後，和解陰分而升之。繼以消痰為主。至痘出時，雖以治痘為主，治瘧之法，亦須參酌。草果、紫胡。俱不可用。

一葦航海

出於痧盛之後。陰分甚傷。表邪已從痧解。不須再表。宜清肺滋陰以為行漿地步。如嗽未已。忌用黃芪。

三仙出洞

出於疳積未愈之時。疳無定期。痘有定期。雖以治痘為主。然疳積多由脾虛。疳熱多由肝火。調脾氣。清肝火。治痘不通於治疳。

倒挂銀瓶

丹瘤未愈。痘隨以出。心脾之毒火。盛於血分。治宜解散。其入。涼透

一葦航海　三仙出洞　倒挂銀瓶　霜橋印迹　藕池滲水　石鼓無鳴

其毒。

霜橋印迹

急驚由於外感，表之即愈。慢驚由於洩利，總是脾虛。痘出慢驚之後，宜補虛而佐以升發。補虛只用甘溫，切勿助火而瀉金。

藕池滲水

痘藉血以成漿，有盤者生，無盤者死。盤固血色所呈也。痘前失血，其盤必淡，治宜補血。即使有火，亦是虛火。但宜涼透，不宜發汗。

石鼓無鳴

痘前脾虛腹脹，與毒滯而脹滿者不同。治宜補脾而升提。其痘中氣既足，然後托送有力也。

汗者，心之液也。痘前自汗已久，宜補心血，兼宜涼血，佐以紅花、杏仁，斂其汗於內，乃不至於乾枯。忌利小便。

赤澤栽蓮

破甕澄漿

痘前跌傷未好，治宜活血調脾。血出多者，更宜補血。如內有蓄血，譫語面紅，小便利，大便黑。如血流四肢，其皮上有血筋浮出，皆宜破血導瘀，勿作毒火治。青腫未消者，宜用葱熨法。

逐鹿亡羊

赤澤栽蓮　破甕澄漿　逐鹿亡羊　推車陷雪　岩頭走馬　霜遲梧桐

痘前嘔吐已久。与因痘而吐者不同。中氣大傷。無力托送。治宜調和胃氣。佐以鬆透。忌汗忌提。

推車陷雪

痘前蛔結腹痛未愈者。与毒滯而腹痛者不同。治宜溫中理脾。佐以外提。忌用殺蟲藥。

岩頭走馬

痘前楊梅惡瘡未愈者。最為惡症。治以解毒滋陰為主。忌用攻發。破爛處用藥摻之。如筋骨疼而起疙瘩塊。亦專作毒治。

霜逐梧桐

痘前膿窠瘡。生手足關軸。纏累未愈者。宜涼血補血。忌用汗法攻法。其破處以滑石末收之。毋令走漏血氣。

犯奪天梯

痘前心痛未愈。此非氣鬱。即是胃寒。治宜補中理氣。兼与升提。

風燕失巢

痘前傷食未消。阻塞氣道。痘出必密于上焦。急用消法以寬中。如誤用葛根。則津枯而食結。下之太早。則旁流而下利。

彈打天鳥

痘前目痛未愈。治宜清肝火。涼肝血。解散上焦之風熱。可一一則下

犯奪天梯　風燕失巢　彈打天烏　秋蟬泣露　斷橋失渡

之升提之藥。皆不宜用。

秋蟬泣露

凡治痢疾。無論先後。苟非熱毒火盛者。但用人參敗毒散。無不神效。肺與大腸相表裏。服此方而微微汗出。痢自止矣。痘前痢久不止。亦以此方主之。治痢即所以治痘。 附方、人參、羌活、獨活、柴胡、前胡、茯苓、枳殼、川芎、桔梗、薄荷、甘草、

斷橋失渡

痘前少腹脹痛。小便赤澀未愈者。此由心肝之鬱火積於小腸。宜用利法。蓋疏肝氣。忌用白芍。以其歛肝之故。

炎天曉露

痘前湯火傷肌。熱痛潰爛未收者。治宜涼血活血。兼与散火。外以楊梅樹皮燒灰存性。菜油調塗。如見虛症。即補其虛。

蟄蟲啓戶

痘前臁瘡潰爛。外屬足三陽濕熱。內屬足三陰虛熱。先以小麥研細。炒黃。同雄黃末。菜油調塗。如見脾胃虛症。藥以補中氣為主。

凍鱗出谷

痘前金瘡未愈。宜活血開滯。外以琥珀末收之。忌汗。如新愈後。毒從虛發。雖見叢集。不得因其部位以定經絡。

炎天曉露　蟄蟲啓戶　凍鱗出谷　浪裏漁舟　頭痛　頭冷

浪裏漁舟

痘前風癎未愈者。虛為本而痰為標。治宜培補中氣而兼消散其風痰。

頭痛

痛如斧劈者。膀胱火盛。急用上焦疏散之藥。越而出之於上。痛而汗出者。胃經之火。痛在半邊者。胆經之火。有表症者。治主太陽。因血虛者。治主厥陰。虛痛時作時止。自與實症不同。

頭冷

惡寒猶屬陽虛。冷則陽脫而死。然冷不遽冷。必然脉伏神疲。先見陽虛之症。治宜先着。雖在初朝。即宜補益真陽。鼓舞氣血以托毒。

頭眩

暈眩多屬于痰。痰必因火而動。厥陰之脈。上於巔頂。清其肝火。即所以治痰。又宜嗅鼻出黄水。以洩腦中之熱。亦可用吐法。

頭摇

見于痘出之時。當作風治。見於痘後而目閉者。乃心絶之症。

頭汗如淋

微汗無忌。汗出如淋。乃陽明之邪火。逼津液而上行也。在上者固當越而出之。以清上焦氣分之火。又須兼用下藥。以為釜底抽薪

頭眩　頭摇　頭汗如淋　頭毛逆生　項骨平削　解顱

之法。用探鼻法亦死。

肝火上炎，水不能濡。見此症者，怒氣滿面而死。

頭毛逆上

頂骨平削

腎主骨。小兒腦後枕骨平削者，腎臟不足。此夭相也。未痘之前，預宜多服无妄飲。

解顱

兒年三歲，頂骨未合者，先天腎氣不足，亦為夭相。未痘之前，預宜多服无妄飲。

顖凸　大頭瘟　蝦蟆瘟　扭項　面紅腫　面目頸腫

顖凸

發熱而顖門腫凸。膀胱毒氣上逆也。危。姑用滑石以利之。羌活以散之。上下分消。不平者死。

大頭瘟

發熱神昏。面頭腮頤。腫若瓜匏。此乘疫癘之氣。春夏之交。或相傳染。宜用上焦氣分散風清火之藥。兼與解毒。使邪從上出。腫退瘟起。方有生機。其藥宜徐徐吞咽。外治宜用探嚏法砭法。

蝦蟆瘟

發熱神昏。頸腫喉痺。痛而失音。或肌表通紅。疑為出疹。實無點粒。

頸或不腫而喉痛者。亦兼時行疫氣。宜散上焦之風熱。兼與解毒。否則喉閉而死。外治宜用探吐法。海帶萊菔湯多服。

扭項

項頸扭轉不定。神情悶亂者。毒鬱於內。急用吐法。次用下法。

面紅腫

惡毒上攻。紅腫光艷者。急散上焦之風火。紅退腫消。痘起乃生。起脹時。雖紅腫而非光艷。痘若失綻。急養陰以制陽。

面目頸腫

面腫不紅。其痘勻朗者。風也。主以芎歸人乳。佐以氣分表散之藥。

使邪從上出。俟腫勢漸退。然後攻發其痘。若遽攻發其痘。陰虛陽盛。風邪散漫。即成肉腫瘡不腫之症。藥宜食後緩緩服。

面應腫不腫

痘出稠密。時當起脹。其面浮腫者。脾主肌肉。肌肉之浮腫。毒氣發越于外也。如痘密而面部不腫。氣不至也。痘高于肉者。升神飲主之。加重人參。如兼盤淡。觀神飲主之。

面腫痘不腫

毒氣散於陽明。無真氣以束之。故痘密而與肉齊平。此症難治。姑用參須一兩。歸身五錢。牛膝三錢。白芷三錢。

面應腫不腫　面腫痘不腫　面紅唇白　面若塗硃　面皮黃燥

面紅唇白

面紅由於火浮。唇白由於毒鬱。不治。

面若塗硃

邪火鬱于陽明。雖不浮腫。急宜解散。如兩足獨熱。又為孤陽上浮之症。治宜補陰以制陽。更加犀角羚羊以透痘。如汗後被寒而致者。法宜散之。不可多亂其嚏。

面皮黃燥

火盛于肺。胃之津液不能上行於面。宜用兌神飲。導火入於大腸。若兼腹脹。小便利而大便黑者。宜消下焦之瘀血。

面如蒙垢

脉虚唇红(潤)身燥者。乃肝血虚極。不能生榮也。若脉實腰疼。乃肝火内鬱。急宜盪滌。如面垢有光。在夏月為受暑之症。

面青

面色青慘。亦有風寒凝滯。陽氣不舒者。宜用疏散。如肝經毒盛。泛湧氣急者死。

愁容

毒鬱于内。神不能舒。故身無痛楚。而愁容可掬。此症不論痘前痘後。急宜用疏法。

面如蒙垢　面青　愁容　烏雲落額　額見青紫紋　額汗　妖紅

烏雲落額

天庭之上。黑色大如拇指。其脚聚而不散者。腎毒刑心。不治。

額見青紫紋

肝經之火毒。見于心經部位。痘出防其陷伏。解毒清心火。肝經七分。心經三分。仍以壯水為主。

額汗

心之液為汗。胃之津液亦為汗。額之部位。屬此兩經。汗單見于額。連日不止者。宜清心胃之火。病在上焦。亦可用吐法。

妖紅

兩顴之上。赤色大如梅核。滞而脚緊者。毒火冲心。不治。

顴紅

兩顴為心之軸。平時兩顴紅熱者。腎水虛而心火上炎。痘出多險。未痘之前。預宜多服无妄飲。痘初出時。慎用發藥。

太陽腫凸

左太陽為青帝煞門。痘初出時。因便溏而太陽腫起。大便日夜漸多。其腫漸高而色白者。乃肝腎之氣虛。治以七味飲。泄止腫消而痘起。

金裹錢

顴紅　太陽腫凸　金裹錢　山根年壽青黯　山根紫紋

面上四角。時見白黯之色。面中現黃黯之色者。脾肺二臟已傷。主痘出時瀉渴而死。預宜補土生金。

山根年壽青黯

山根為命宮。年壽為疾厄宮。色見紅黃者。火土相生。重痘變輕。青而昏黯者。木土相剋。輕痘變重。若因驚而青。宜平肝利小便。因瀉而青。須速救命門。

山根紫紋

紫紋橫見於山根者。名為腰帶紋。主點後發。驚而險。未痘之先。預宜壯水。一以養木。一以制火。

鼻紋　嗾鼻　鼻衄　疹出鼻衄　鼻搧　鼻孔乾燥

鼻紋

小兒出痘之時。鼻上不宜有筋紋。如見紅紋者。心病。見青紋者。肝病。見黑紋者。腎病。見紫紋者。肝肺兩經合病。[illegible]青赤紋者。心肝兩經合病。黃氣冲映者。脾病。白氣冲映者。肺病。

嗾鼻

風鬱於肺。故其嗾不止。治宜疏風。兼用葱湯熏法。病在氣分也。

鼻衄

陽明之脉。絡於鼻。陽明火盛。迫血妄行。治宜犀角地黃。流而不止者危。急以人乳灌入鼻中。忌發汗。汗為血液。汗洩血枯。衄雖止而漿不至。總須補陰抑陽。氣降則血歸經矣。

疹出鼻衄

疹症衄出。名為紅汗。太陰之邪。因衄而解。不為惡候。然不宜太多。治法仍須涼透。若因出多而昏暈。急以益氣為主。

鼻搧

搧者。鼻孔吸動也。喘症見此。鼻孔乾燥而有汗者。肺氣將脫。急以六味加人參石膏治之。脉滑數而咳嗽有痰者。先用葱熏法治宜補肺潤肺。二症判若天淵。須更以氣之強弱。聲之高低辨焉。

鼻孔乾燥

腎之液出于鼻而為涕。肺火太盛。不能生水。因而乾燥者。急須清肺潤肺。大便閉者。治主大腸。胃火治胃。總以得涕者生。疹之多危肺敗故也。然非汗出而喘。尚宜挽回。

鼻氣粗熱

肺為氣主。開竅於鼻。發熱見點之時。氣粗而熱者。內火甚盛。痘出必密。訟神飲主之。亦可用吐法及取嚏法。

鼻息微短

呼主心肺。吸主肝腎。呼吸之間。脾胃主之。如其微而且短。以手背承之。必然不熱。此乃中氣虛寒之症。更驗四肢。必無力以動。

鼻氣粗熱　鼻息微短　鼻孔黑　鼻青　多嚏

鼻孔黑

身熱而鼻孔如烟煤。胃火大盛。津液清燥。難以成漿。如風寒閉之症。必兼微喘。審而治之。大便閉者。大腸火盛。即下之。

爍

鼻青

痘疹鼻青。俱不救。脾絶故也。

多嚏

腎絡上通于肺。痘既出而嚏不止者。腎火上冲。必漸加瘙。坎神飲主之。病在上而取諸下。治本之法也。又必加用角刺。稍加甲片。使毒氣歸于顆粒。如但開提肺氣。則四朝所出。必倍於前。

鼻應封不封

痘瘡鼻封則肺氣不洩於外。而津液足供充貫。如應封不封。亦是挾虛鼻孔不燥。痘色紅潤者。宜用借補法。

流涕不止

鼻宜有涕，然流清涕不止者。或由感寒。或由肺虛。不作火治。

烏雀斑紋

顴間常見青黑斑點者。將來痘出。多見枯陷而死。須宜壯水。

縐眉

小兒啼哭縐眉者。多因腰肚作痛。若兩部更見青色。哭而無淚。痘

鼻應封不封　流涕不止　烏雀斑紋　縐眉　聳眉　點金台　柳葉拂青絲

痣時行。見此痣者。防發悶痘。須急用激法。疏肝氣以通腎氣。

鎖眉

痘時眉心鎖窦如腫。此火心經之火。離神飲主之。

點金臺

小兒平時黑珠帶黃色者。木旺土衰。痘必先見於左腮肝經部位。細碎成片。難以起脹而死。預宜培土。土旺生金。即所以制木。見肝之病。當先實脾。做金匱治法。

柳葉拂青絲

小兒眼下胞皮。現青紋者。陽明火盛。木不能剋。痘主先見于頦下。

胃經部位细密色赤而危。預宜壯水以生木。即所以剋土。

沙裏黑金

小兒眼泡下常見青點者。痘出多發疔瘡而死。預宜壯水。

片雲掩月

腎為瞳子。肝為烏輪。小兒之目。黑睛少而白睛多者。先天肝腎不足。預宜多服无妄飲。以滋化源。如黑色淡而無精彩。治法亦同。失治者。出痘主先見於顴間。紫黑端渴而死。

黑霧遮天

小兒眼胞下。秋冬現黑黯之氣者。水不勝火。出痘主先見于右太

沙裏黑金 片雲掩月 黑霧遮天 紅霞演日 紅霓出谷 桃照晴潭

陰。必重。預宜壯水。多食胡麻黑豆。

紅霞演日

小兒上眼胞。現亂紅紋者。心脾火盛。出痘主先見於鼻上。兼見斑多凶。預宜壯水。多食查球菉豆黑魚蠡。

紅霓出谷

小兒眼大眥。常見赤紫紋者。膀胱火盛。出痘主先見于左臉。稠密損目。預宜壯水。多食橄欖黑豆。

桃瞼晴潭

小兒眼少眥常見紫赤紋者。膽經火盛。出痘主先見於地角。所出雖少。痘後須防損目。預宜壯水。多食橄欖生棗仁。

黄雲捧月

小兒白珠青色帶黄者。金剋木。木剋土。出痘主先見于左腮。多虛寒之症。預宜培補脾陽。多食薑棗。如單見黄色。乃大腸之熱。

月腰紅雲

小兒白珠常紅。心肺二經之火。出痘主先見於右臉。發水泡痰涎喘嗽而死。預宜壯水。宜多食赤小豆、梨、黑魚羹。

目光如水晶

痘將出而見此症。壯火內動。須用大劑无妄飲壯水以制陽光。俾

黄雲捧月　月腰紅雲　目光如水晶　黑珠轉綠色　見聞怪異　戴眼

毒火以漸而出。腎臟藏精。治目之心法。總以治腎為主也。

黑珠轉綠色

腎氣已敗不治。若綠色浮于眼胞皮者無忌。眼白碧綠者無忌。

見聞恠異

毒氣攻心危。若痘勻朗紅潤。目之下胞有黑暈。須治其痰。若因熱甚而陰離神飲主之。亦可用吐法。

戴眼

目睛上吊露白。見于七日前者。真陰竭而毒氣盛。難治。或因大汗大瀉致見于七日後者。急須大補氣血。睡而露睛。亦作虛治。微瞑短氣者死。

浮油混睛

俗所謂起蜘蛛網者是也。肝腎將敗。危。胃脉未絶。小便不閉。身不壯熱者。死中求活。治以人參附子。

目張如怒

毒氣鬱于肝經。痘出如危。宜用覆神飲。加重羌活以散之。兼氣急者。宜屯神飲。

眼角出血

陽絡受傷。血見於上。出於目者。肝火越出上竅也。死中求活。姑進

浮油混睛 目張如怒 眼角出血 血貫瞳子 直視無神 兩目傍徨

震神飲。加百草霜

血貫瞳子

赤脉貫瞳子。火勝水竭。見幾條者。幾年死。先天淫火。非水不剋。如伐肝而傷脾。誤矣。

直視無神

目不轉睛。口吐涎沫者。死。即不吐沫而無神。亦是腎絕。若直視有神。眼白微红者。肝熱也。震神飲主之。

兩目傍徨

傍徨無定。如畏刀鋸。毒氣鬱于心肝。先用吐法。以達肝經之鬱。次用解神散飲。以疏通其經絡。去參歸加大黃。

目盲

或由陰虧。或由陽虛。參之別症。更以脈辨。如目昏口穢。乃陽明津枯。火盛之症。獨神飲主之。滋腎水而清胃火。

目閉

閉不因腫。氣血兩虛。神疲面白者。急以溫補救之。或生。若兼身痛。乃寒邪也。須表陰分之微汗。兼昏睡者死。

目上竄

無神而上竄。雖未至露白。亦屬心絕之症。如有神者。心經之虛。宜

目盲　目閉　目上竄　目痛　紅絲繞目　睫毛倒睫

調補脾肺。

目痛

不因目疾而痛。若見陽明諸症者。宜作陽明表症治。若由肝經毒氣上攻。宜疏肝氣。亦可用吐法。更以晝痛夜痛分別陰陽。

紅絲繞目

目胞屬脾。蘊熱而目胞上下。紅絲環繞浮起者。肝脾火盛。急以兩經涼血清火之藥治之。兼與瀉肝主疏泄土鬱奪也。

睫毛倒睫

毒盛于臉上毒參陽位之一症也。宜先神飲。更刺十宣穴以洩其毒氣。穴在十手足指正中離甲一韭葉伏熱解散。眼皮緩而眼毛出矣。

發熱眼紅

眼白屬肺。肺火盛者，不能為胃行其津液以成漿，須以光神飲治之。若出疹子，雖以微紅為常症，而治法亦在滋陰。

時眼

俗所謂赤眼。疹出兼此。紅痛甚者，恆至失明。治宜散肝火、涼肝血。兼與疏風。更宜焠其耳上角，以散三焦之火。非極之症，概不可用。火炎在上故也。如用大黃，必須酒浸，俾得上行。

哭無淚

發熱眼紅 時眼 哭無淚 目應合不合 目不應合而合 流淚不止

發熱見此者。毒氣閉于肝經。宜用蒙神飲。更宜用激法。使之淚出以疏肝。亦可用吐法。如尺脈弱而身稍治宜壯水。

目應合不合

目之合。因乎痘之脹。合則氣不馳于外。而血有所養。故吉。痘密應合不合。肝傷血枯。難以成漿。宜養肝血。兼用借補法。

目不應合而合

痘稀不應合而合。肝脾毒盛。宜解之。若見點、之初。或因風熱上攻者。驅風清熱。使其邪從上出。

流淚不止

肝熱則多淚。流而不止。將為肝絕之症。治法須於初見時。滋腎生肝以培其根。佐以涼肝之味。若見太陽症。須清太陽之火。

淚堂枯焦

腎液上輸於肝。而為淚。痘瘡眼合。亦貴滋潤。如見枯焦。火盛水竭。其痘必殘萎。急宜壯腎水。清肝火。以為救法。

耳筋紫黑

身熱筋搐。中指獨冷。男左女右。耳後筋紋浮露。及于耳邊者。出痘之象也。其紋以淡紅為吉。如見深紅青紫。痘出多險。見黑色者主發悶。痘瘡未出時。須宜多服无妄飲。

淚堂枯焦 耳筋紫黑 耳紋紛錯 耳孔出血 耳紅熱

耳紋紛錯

耳紋橫紋宜紅細而端正。如紛錯者。絲瓜筋者。痘出多凶。不出時預宜多服无妄飲。

耳孔出血

此手少陽之火。迫血妄行。危。如寒氣閉塞。迫血妄行者。急散其寒。不止者死

耳紅熱

腎水虛而無以制火。坎神飲主之。耳色復舊。其勢乃定。否則凶成

耳輪稠密之痣。表不實者。忌用表藥。

耳聾

肝病氣逆。則耳聾。若兼臂痛。手少陽三焦之火。兼目黄。小腸之熱。見于汗後。即為精脱之症。陽明火盛。治主陽明。

虚聾

耳中若聞鼓吹聲。陰氣上逆。宜磁石地黄五味萸肉等藥。收攝腎氣。如上焦素有痰火者。宜清少陽之火。兼以消痰。

唇红紫

看痘之法。唇皮最重。蓋唇乃脾之華。脾胃為生化之源。故唇色以如常為吉。如發熱時。唇色或深紅。或帶紫色。脾胃火盛。痘出必重。

耳聾　虚聾　唇红紫　唇燥　唇裂出血　唇青

急須清解。否則胃火上沖。其喉必痛。

唇燥

唇皮宜潤。燥者。水不足以尅土也。脾雖土臟。須得水尅。無水即為燥土。豈能生物。故發熱而唇燥者。痘出必重。坤神飲主之。外用胭脂塗法。如身和肢暖。神靜脉微。虛火上炎。又宜熱藥冷服。

唇裂出血

脾火盛而燥勢極。其後漸成鉄嘴。坤神飲主之。

唇青

肝木乘脾。青色見于環口。名為青含口角。主不食而死。如能食而脾不濟者。急補脾陽。

唇皮剥落

毒氣攻脾。故唇皮剥落一層。又復一層。治法宜於口乾唇燥時。預解脾毒。既解而仍見此症。不蕉嘔惡水嗆者。仍宜急解脾毒而滋陰。

唇黑

黑而硬者。名鉄嘴。熱毒結於脾胃。難治。猶能食者。姑下之。如表實而黑。如見表症。氣血不運而黑。必見裏症。二者唇皆不硬。

唇白

唇皮剥落　唇黑　唇白　唇淡　唇紫硬　痧出唇紫

發熱之時。神昏目紅氣急。但看其下唇之内面。浮白不紅者。便可知其身上已發紫斑。乃悶痘也。五日决死。

唇淡

兩唇深紅。或是心經之火。兩唇色淡。乃是血虛之症。雖在初朝。治宜温養氣血。不可用汗。復傷其陰。

唇紫硬

心火移熱于脾。唇見紫色。痘色必赤。痘色淡而唇紫者。虛火上炎。治宜壯水。如見腫硬。乃是疔毒。姑用吊法。以冀回生。

痧出唇紫

疹初出而唇紫，兼見口渴身熱便閉，得大汗而熱不解者，是兼陽明之實火。凡疹不兼陽明者，只宜疏解以透太陰之毒。若兼陽明，雖在初朝，亦宜兼用石膏、犀角。

唇翻

上唇翻起，一名卷唇，痘欲變壞而見者，毒已歸脾，不治。若朕兆初見，急用下法。

咬唇

自咬下唇者，毒歸于脾，難治。如形症不惡，清解脾毒而自愈。

舞唇

唇翻　咬唇　舞唇　雷公嘴　口角出血　口熱

一名魚呷。唇口開張不定。如魚呷水。神昏不語。見于報點之時者。痰入心包。毒氣閉塞也。急用蒙神飲。症出自定。

雷公嘴

兩唇腫出。脾毒獨盛。面塞而不分珠者。危。分珠者。急解脾毒。如症色淡而不發。識標取本。仍須補益氣血為主。兼攻脾毒。

口角出血

熱血妄行。出於口者不治。若口角燥裂。因而出血。或牙縫出血流出口角。又皆可治。宜辨之。悮服熱藥。而吐血亦可治。以涼解。

口熱

小兒飲乳。覺口熱異常。其舌必燥。真水不升。腎火上炎。坎神飲主之。如唇深紅而有纖氣。乃脾胃之火。宜于清火藥中。加薄荷以散之。

口苦

少陽膽經之火。夬神飲主之。

口乾

口乾而不欲飲。此陰虧也。治宜滋腎水。若因自利而口乾。蓋津液不能上升。由于腎陽不足。宜以參苓朮附等治之。

大渴

口苦 口乾 大渴 躁渴 口臟

小兒飲乳甚急，或大飲不止。火盛於內。銷鑠真陰，即使身不壯熱，唇不焦燥，亦須急清肺胃之火，佐以壯水。蓋治渴而不壯水，非善治也。治之不止，更加黄連以瀉心火，知柏以瀉腎火。舌潤者生，舌如芒刺者死。

躁渴

面赤煩躁，喜熱湯而所飲仍少，手心獨熱，脉息浮洪。其躁渴之故，由於陰竭陽浮，急宜壯水，而加桂附，歛其陰火。所与飲者，但宜炒米湯。至於忌汗、忌利、忌生冷。凡屬渴症，皆忌同。

口臟

口膩如膠。水虛而脾火太盛。爍灼津液也。險。如滿口俱白。即係神清氣爽。口無穢氣。脾經已敗。發喘死。

口穢

毒火內炎。故有穢氣。若非急解陽明。其勢漸成胃爛。頤神飲主之。

痘後口穢未除。亦發牙疳。疹痘亦同。故清理陽明。最為切務。

噯氣

口中噯氣腐臭。胸腹忌按者。此傷食之氣。非穢氣也。治宜消食。

唇口牽引

兩唇左右牽引者。脾臟已敗。不治。如餘症不惡。但作風論。

口穢　噯氣　唇口牽引　唇口蠕動　口噤不開　口張

唇口蠕動

其動甚微。未嘗牽引。别無惡症者。此為風火。如見于瘧後。肝木乘脾。乃慢驚之症。急宜温補脾陽。以環口更見青色者。不食死。

口噤不開

藥食不進。其候最急。先用開關法。次别虚實以救之。虚主肝腎。實主陽明。如夏月天火人火相合。以生芥菜汁磨犀角冷灌之。

口張

睡中張口不合者。脾元衰耗。如氣迫不食者。死。若因鼻封而微開勿論。同一症。而微盛不同。所因各異。辨而治之。即為心法。

口吐白沫

心火乘肺。痘有黑陷者必死。疹痘見此。宜清心肺之火。如胃虛之症。急与煖胃。用六君子。加益智仁。约束津液。目閉睛定者死

喜笑不休

此心包络之火。明夫飲主之。

齒槁

陽明熱甚。必見陽明别症。如腎水竭而火炎。必見陰虧之症。陰虧固宜壮水。陽明熱甚。亦必涼其津液。用生地知母。不徒清火。

咬牙

吐白沫　喜笑不休　齒槁　咬牙　龍飛丹臺　虎踞金山

七日以前。或因肝火。必兼目紅。或因胃火。必兼口穢。或因心火。其目上竄。凡兼身熱煩渴便閉者。切忌溫補。景岳之說不可從。搖頭者死。腹脹者死。睜眼舌短者死。聲如鋸解不絕者死

龍飛丹竈

咬牙之症。多因腎水虛乏。是以肝火上沖。其單咬于左半者。壯水而佐以清肝火之藥。

虎踞金山

咬牙單在右半者。熱毒鬱于陽明。而其源總由水虛。須壯水而佐以清胃火之藥。

饅頭咬

咬牙单在中間。其聲甚微。獨此一症。七朝以前。必宜調理脾胃。

齦腫

上屬于胃。下屬大腸。其所以腫者。雖皆由于風火。必別經絡以散之。凡用一方。而或效或否者。其故皆在經絡。

齦白

齦上白點。似疳非疳。分別上下以清其火。如齦淡而無血色。總宜溫補。如滿口皆白。山根之上。雖無紅點。亦屬胃爛之症。不治

舌多黄白胎

饅頭咬　齦腫　齦白　舌多黄白胎　滑白胎　黑胎　燥黄胎

舌胎屬胃。宜清胃火。初無胎而漸有者。在表之邪火。失于解散。傳於陽明也。急宜清之。毋使燔灼津液。以致變為焦黑。

滑白胎

脉虛而無力。胎薄而滑白。與胎之厚者不同。此中氣之虛也。宜補

黑胎

火盛之症。身必壯熱。唇必乾紅。胎黑而燥。急下之。以救胃陰。如虛火上升。身涼神靜。脉微弱淡。面色淡白。胎雖黑而潤者。乃是腎氣刑心。投以溫補。其黑自退。

燥黃胎

胎黄而燥。火盛津枯。急清内火。兼涼其津液。使漸潤乃生。

鏡面舌

舌紅而潤。光亮如鏡。五臟之真陰皆竭。危。

舌燥

有胎而燥。此肺經之火。亦因腎水之虧。宜壮水而清脉潤肺。

舌爛

心火亢盛。宜用秋石之鹹以治之。用黑山梔之苦以散之。更以甜瓜仁末和香灰水調塗之。

舌有芒刺

鏡面舌　舌燥　舌爛　舌有芒刺　舌破碎　舌紫　舌白

心火燔灼。四圍紅潤者。離神飲主之。焦黑而乾。水竭不治。

舌破碎

破如蜂窠者。危。破碎而不燥者。可以小畜飲。導火使出于小腸。

舌紫

心火亢盛。急以離神飲主之。忌用汗藥。汗出而火愈熾也。更以硼砂一錢。朴硝五分。天蟲一个。冰片五厘為末。點之。忌豬肝色。

舌白

滿舌俱白。舌底亦白者。即日死。其白滿口到齒。即舌底不白。亦即日死。

舌乾咽燥

心肺之火。治宜清涼。如腎火上炎。壯水以制火。忌利小便。恐水去而火愈盛也。

舌腫大

凡逆症之來。先見朕兆。如此症。當於未腫之時。清解心脾之火毒。若已腫大。急下之。以洩其毒。更用皂礬銀硃滲于舌上。妻頭吐出痰涎。亦死中求活之法。或用青黛朴硝各一錢。冰片一分。蜜水調塗。

蛇舌

舌乾咽燥　舌腫大　蛇舌　舌卷　喘因感寒

舌出如蛇，隨收隨出，此心脾之實熱，須兼心脾二經治之。熱得外出，其舌自定。若係閉症，宜蒙神館。

舌卷

舌卷因乎肝病，壯火煎熬陰血，以致血不榮筋，急短而未至於卷者，急清肝火，涼肝血。間有陰寒之症，十不過一。兼囊縮者死，怒氣滿面者死。

喘因風寒

肺主氣，風寒客肺，氣逆而上，則發喘。其症咳嗽多痰，或身熱，或鼻塞流涕。治宜疏散，外治用浴法。以脉辨之，右寸必實。

喘因痰火

痰因火動。峙滿肺經。肺氣不能下降。痰甚者。先治其痰。宜抱龍丸。肺火甚而大熱者。宜老絲瓜藤汁。瀉肺中之火。

喘因停飲

肺得水而浮。其症胸膈飽悶。口渴而不欲飲。須以杏仁厚朴葶藶等味。導入後陰。若微熱作渴。乃肺燥也。宜人參麥冬。

喘因肺脹

火氣閉塞肺經。其候或肩前跳動。或發寒熱無汗者。麻黃石膏主之。汗多者。桂枝白芍主之。口張目閉足冷者死。

喘因痰火　喘因停飲　喘因肺脹　喘因停食　喘因肺虛　腎喘

喘因停食

凡陽明本實症，痞滿燥實堅者。其候兼見壯熱發狂。治宜下之。忌發汗。

喘因肺虛

凡下瀉而上喘者，肺氣虛也。其喘息只在鼻者。急須補脾肺。若投消痰降火之藥，其喘愈甚而死。下利不止者死。汗出者死。

腎喘

陰在內，陽之守也。腎經陰虛，不能納氣者，無痰而口不渴，右尺脈虛。治宜納氣歸腎。喘勢略減，即當補益中氣，使腎氣不得上沖至於升提之藥。凡屬喘者。一切忌用。

氣促

氣促而短。上下若不接續。此臟氣之虛。急須溫補。或先以人參胡桃湯定之。如呼吸僅在胸中數寸之間。陰竭陽浮。不治。

痰因風火

風邪客肺者。必見表症。治以散風利氣為主。邪火上沖者。必見火症。清火匀氣。津液得以流通。自不至於凝結。

痰因虛損

虛火上升。津液凝結而為痰。八味丸主之。中氣虧損。津液不運而

氣促　痰因風火　痰因虛損　痰壅湧盛　吐臭痰

生痰。治以健脾為主。無火之痰，清而稀；有火之痰，稠而濁。治痰之訣，總在脾胃兩經。

痰涎湧盛

痘症不宜有痰，然有而不多，猶為可治。如其毒火上冲，痰涎湧盛，其痘未發者，先用探吐法，次以旋覆花、代赭石、薑汁、竹瀝、牛黃等治之。喉聲如鋸者，不治；氣急腹硬者，不治。

吐臭痰

臟腑已敗者，不治。若右手伸高，即眉縐覺痛，皮膚甲錯，其臭帶腥者，乃肺癰也。探鼻得嚏，猶為可治。

吐血 吐蛔蟲 吐 嘔 惡心

吐血

痘出吐血。最為危候。如素有血病、夾疾而吐者。涼血之藥須擇兼能活血者用之。若陰火上沖所吐甚多者。急宜溫補脾中之陽氣以冀挽回。二者皆忌汗忌利。

吐蛔蟲

熱毒怫鬱于內。迫而上吐。宜用黃連烏梅苦味。毋使寖為狐惑病。若聞食氣而出。痘色光澤者。胃虛而寒。其蟲必活。忌用殺蟲藥。如吐蛔而下痢不止者危。

吐

吐症屬虛寒者。自宜溫養脾胃。若報點時。十之七八。由于胃火上衝逆其症。清其胃。吐自止矣。如不止。宜用苦寸法。如舌乾口燥。欲吐不吐。病在少陰。別虛實以治之。

嘔

有聲無物曰乾嘔。如屬脾胃虛寒。亦宜溫養。若痰涎凝塞氣道。宜清肺胃之火。嘔而口苦。宜清肝膽之火。嘔症忌甘。亦勿用下用和。

惡心

如脾胃虛寒。面白唇淡。宜用二陳以和胃。乾薑以散寒。身若壯熱。宜清胃經之火。蟲氣上沖煩悶者。宜用吐法。

喘

呃聲小。喘聲大。熱痰凝於胃者。其聲相連而至。消痰清火以治之。如土敗而氣逆。半時一至者。急用人參代赭石以冀挽回。不食者死。唇焦面枯者死。

咳嗽

咳者。肺氣焦舉也。有聲無痰。治宜清肺潤肺。嗽則有聲有痰。其症雖屬于肺。而移邪不同。風寒客肺者。治宜疏散。但用蘇子杏仁降其逆氣。反致失音。如無表症。右寸脈微者。宜用黃芪桂枝白芍炙草生薑大棗飴糖。補其中氣而自愈。其餘辨别兼症。以分經絡。

喘　咳嗽　呃逆　水嗆　喉腫

呃逆

中寒脉軟者。宜温其胃。若其氣自下上沖。宜用旋覆花代赭石降其逆氣。如氣鬱而呃。宜用取嚏法。神昏便閉者。速下之。

水嗆

咽以嚥物。喉以候氣。飲水即嗆者。毒火壅于咽門。見于七日之前。兼音啞者不治。見于七日之後。此由失于清胃。以致溢入氣喉。患音啞者。亦為險症。宜下之。如實火上炎。宜人參石膏稍佐桔梗以治之。

喉腫

内外腫痛。風痰因火而作。宜散風火而消痰。用荊芥薄荷天虫蚕亦元射干竹瀝之類。其勢甚者。用吐法。及吸烟法。如水虛火炎之症。治以清涼。愈而復腫者。火因寒鬱。宜先散其寒。次與壯水。

喉痛

此乃手足陽明及三焦之火。其源由于金燥。宜清金潤燥。兼散其火。如身有大痘。即于痘上用焠法。見于七日前者。尤險。以豐神飲治之。如上熱下寒。宜香神飲。更刺關冲穴。穴在無名指內去甲一韭葉

喉爛

心為君火。三焦為相火。二火之脈。並絡于喉。火氣燔灼。腫脹未久。

喉痛 喉爛 多啞 鵝聲 音瘖反

遂成潰爛。乳食不進者死。如猶能食。急搗蒲公英汁治之。更用吸烟法。忌汗忌利。

多嚏

此胆經之火。或兼口苦。或多太息者。夬神飲主之。

鵶聲

聲出于肺。而發于心。如聲似鵶。乳食猶進者。急以大劑參耆[illegible]不。填補中氣。如兼目竄。心絶不治。

音瘂

見於五日內者。形不病而氣病。危。如自汗者。始與補肺。如心火刑

金口渴溺赤者宜清心肺而潤燥如胃火上冲痰塞肺竅宜清胃火兼疏肺氣如因風寒客肺必兼咳嗽宜表散之痘密起脹而音變者痘靨自愈

音啞

啼哭無聲但見淚出語言無聲但見口動者死痰盛腹脹者死如因驚氣入心卒然音啞者急治其驚痰聲出者生如水竭火炎急救腎陰兼以潤肺而清心

經行忽啞

血去而心虛少陰之脉不能上榮于舌也若際行漿之時以熟地

音啞　經行忽啞　呻吟　狂叫　啼哭不止

參歸麥冬菖蒲甘草加提漿藥主之。

呻吟

凡發熱而呻吟者。病在腎經之氣分。治宜急以疏通。若食停中焦。按之覺痛者。宜用消導。

狂叫

痘出而發狂號叫者。臟腑熱燥。無陰以和之。津液少而陽盛于上也。宜用犀角地黃竹葉石膏之類。小便閉者急姑與潤肺

啼哭不止

肺主哭。肝木勝而反侮之。宜清肝火[illegible]若有痛楚而啼哭者。更須細

審。

昏暈不語

此心肺兩經之火。閉塞而不能透達也。宜蒙神飲。加黄連。連投二劑。神清聲出者生。神志慌張者死。

痘前不食

五臟之氣。清資胃氣以爲基。故痘出而能食者。外症雖凶。自有生理。痘前不食。毒在胃氣也。治宜外發。毒得外透。遂至行漿而自能食矣。如舌上無胎。脾濁色淡。宜健脾開胃。

邪火殺穀

昏暈不語　痘前不食　邪火殺穀　天柱折　龜背　背痛

胃火太甚。則消穀善飢。須清胃火。如食多便溏。乃胃熱脾寒。清胃藥內。加人參伏龍肝治之。

天柱折

神疲而天柱折。腎主骨。腎敗之象也。其脉空浮。宜救腎陰。如溺清脉微。宜救腎陽。若有外症可據。亦為外感。宜表之症。

龜背

先天腎氣不足。背骨已出者。痘出多逆。預宜多服无妄飲加減治獨治。亦有背受風邪。客于脊骨而致者。僂聳而不已。

背痛

目錄上繼「挺胸」之後又有「滿悶」「瓜瓤瘟」「胸腸痛」「筋痛」「心痛」「絡痧」六症，但正文無之。

此六症或為原缺。

此書係稿本，外無刻本，無從抄補。

背痛而肩亦痛者，屬肺火，兒神飲主之。背痛而項亦痛者，屬膀胱火，復神飲主之。如風寒閉塞，氣不通而痛者，宜表之。

挺胸

胸前突起作喘，右寸滑數，毒氣填肺而脹也。治肺脹急宜發汗。然口渴者，以黃芩兩許和梨汁救之，疾盛者死。

乳頭縮

乳房屬胃，乳頭屬肝。婦女見此，即男人囊縮症也。總由肝熱所致。死中求活，姑以震神飲救之。

折腰

挺胸　乳頭縮　折腰　腸鳴　絞腸瘟

發熱腰疼如折者，腎毒攻于膀胱也，以恒神飲治之，連服兩三劑，痘出自順。若見氣急神昏，急用奪法以救之，亦須連服兩三劑，其勢乃定。目紅唇白，身見紫斑者死，小便閉者，腎陰已絕，名爲少陽無陰，死。

腸鳴

腸鳴切痛者，邪在大腸也。如肺氣壅遏，其聲如雷者，刹神飲主之。如中氣下陷，急須温補脾陽，以杜腹瀉之患。萬見矢氣不正者，痘若稠密，不成漿而死。

絞腸瘟

發熱神昏腹鳴乾嘔水瀉不通此兼疫氣春夏之交痘出而有此症者急疏通其下焦兼与解毒

腹脹

肺之濁氣壅于大腸乃生填脹治宜清肺潤肺初朝並宜透表利水脹甚者下之如寒邪外閉身熱無汗者急為表散如時脹時減或寒涼傷脾而脹急宜溫補脾氣疏通冷氣此脹亦多裏寒症也目閉泄瀉悶乱者死

見鬼

陽氣已脫其症汗出而死如身熱狂燥乃陽明之實症不作脫陽

腹脹 見鬼 流淚如膿 腹硬如石 孕婦發脹

論。須治陽明。更針合谷穴。穴在右手虎口合縫處

流淚如膿

肝火內熾。淚黃而膩。津既外脫。痘必乾紅。宜神飲中。重加花粉阿膠。滋其津于內。

腹硬如石

人之一身。其氣專責之肺。肺氣入脾。故腫硬如石。更見喘急者死。目定如怒者死。

孕婦發脹

孕婦子腫痘。治以廣皮山梔蘇梗腹皮砂仁等味。痘出發脹。亦唯

疏其滯氣。脹在内而腫在外。脹固與腫不同治也。

腹痛

初發熱時。山查甲片以透之。元胡青皮以運之。更利其小便。使肝氣表裏分消。痘出而痛自止。痛甚煩熱惡按者。宜下之。瀉膿血者難治。如身涼脈微。面青肢冷。喜按者。乃脾經虛寒。非溫補不救。雖在三朝之前者。切勿誤作毒鬱治。蓋小便不開。非熱症也。

少腹痛

少腹屬肝木。肺經之火乘之。而作痛者。治宜清肺潤肝。小水利而痛自止矣。痛極無泪者。急與疏肝。若在產後惡露未盡。雖痛而小

腹痛　少腹痛　少腹脹　當臍痛　臍凸

便自利者。宜導其瘀血。凡腹痛之症。有淚易治。無泪難治。

少腹脹

少腹脹滿。不得小便。此三焦之火閉。是以失其決瀆之官也。宜清三焦。如見肝經症。治宜疏通肝氣。如半邊脹痛。治主膀胱。

當臍痛

此腎經之鬱火。小便閉者。疏通腎脈。兼與升提。其痛自愈。如素有寒積。按之愈痛。氣上逆而嘔吐者。宜散其寒。治主大腸。

臍凸

症出而臍凸。多因肺氣壅遏。故因脹而凸出也。治以升散肺氣爲

主外治宜用取嚏法

丹田痛

痘出之時。臍下三寸。隱隱刺痛。痘疔出于小腸。必死。

小便黄赤

肝經有熱。小便色黄。津液藏于膀胱。水道出于三焦。心經移熱。小便色赤。若是心獨熱者。雷火消爍津液。治以壯水為主。忌用利藥。若短赤而口渴者。又宜利水。

小便閉

痘疹大便可閉。小便不可閉。閉則火氣遏鬱。為害非輕。治法總以

丹田痛　小便黄赤　小便閉　泌沙紅　溺血成條

清肺疏肺為主。清肺而金氣下行。疏肺而氣無壅塞。佐以利水之藥。其便自行。勢急者宜先用吐法。及取嚏法。忌汗。

泌沙紅

痘出而小便溺血者。心經之火。移熱于膀胱。如不痛者。死。其溺而痛者。急解心經之火毒。亦或得生。如因驚而小便見血。痘即發出者。名為痘氣發驚。無慮。

溺血成條

小便澀結血條如綿線寸長。欲尿則號哭。痛不可忍者。急用黑山梔青席草赤芍重加黑豆皮生地汁清火而導其瘀。

溺如黑豆汁

火氣入于小腸。津液反從火化。溺而痛者。用黑豆皮、赤芍、生地、阿膠、丹皮、薑味。導瀉消火。十救其一。

陽莖腫亮

陽莖雖屬于肝。腫而光亮。膀胱之火也。火得外出。雖腫甚無害。但治其痘。至行漿已足。治以小蓄飲。其腫自消。或以津調牡蠣末塗之。亦能消腫。

囊縮

壯火益熬陰血。血不榮筋。肝經之危症。死中求活。姑用震神飲。

溺如黑豆汁　陽莖腫亮　囊縮　遺精　經行先期　經行痘變

遺精

素患遺精者。水虧無以制火。症出必重。治以壯水為主。腎絡通心。宗筋主肝。宜益涼心血。斂肝氣。因遺而囊縮急。宜獨參湯。症色淡者。加附子。見鬼者死。

經行先期

熱迫其血。血熱妄行。是以先期而至。治宜清熱。以鈎藤生地阿膠、甘菊月季花等。按日期而酌佐使之藥。

經行痘變

經行去血過多。痘本紅潤。忽變青紫者。須大補氣血。不作毒論。

經水不至

經期應至而不至。雖不可輕動其血。亦防蓄血内攻。須解血室之火毒。以黑荊芥丹皮丹參黄芩等治之。經久不至。調其心脾

經行不止

發熱之時。經水適至。忌涼其血。所以防瘀。而火盛之症。仍宜清火

如行漿之時。經行過期而不止。治以補血為主。若去血多而形平色淡。宜補而兼温。如倒陷者危。

痘出血崩

見痘以後。肝火衝激。因而血崩者。大危。急用熟地斤許。同黑荊芥

經水不至　經行不止　痘出血崩　崩漏出痘　痘出帶下　墮胎

濃煎頻服。外用醋薰法。一以防其血暈。一以接續其氣

崩漏出痘

痘賴氣血成漿。婦人血崩血漏者。中氣已餒。何由逐毒以成漿。其痘雖密。不作毒盛論。其身雖熱。須作陽浮論。與因痘出而血崩者不同。治宜補氣以攝血。而佐以升提。形色惡者死。

痘出帶下

女人帶症無寒。赤白皆由濕熱。素有此症。因火動而帶下甚者。亦甚傷血。以阿膠生地歸身黃芩黑蒲黃主之。佐以升提之藥

墮胎

疹時小産　産後血暈　瘀邪射肺　二便俱閉　大便閉

凡崩漏之症。其腰不痛。若腰痛而下部見血。小産之候也。如墮於初出之時。即宜大補。若在起脹行漿之際者。或因火毒大盛。或因元氣不充。其症多死。如在收靨以後。尤須大補氣血。雖有他症以末治之。禁用一切寒涼藥。如胎痛未墮。須服黑砂仁末。

疹時小産

因疹出而內熱。熱盛而胎墮者。熱反因之以洩。不爲大害。但得疹透。疹毒即散。瘀血未盡。只以益母紅花黑山查爲逐瘀之藥。疹盛傷陰。産又傷血。總以養陰爲主。如血脱昏暈。須急益其氣。

産後血暈

痘疤見此，可用醋熏法。即辟邪法 痧疤忌聞醋氣，只宜以童便灌之。

瘀邪射肺

產後痘出，或因大怒，瘀血之濁氣上升，填塞心胞，肺竅，身熱喘悶如狂。其實者，宜知母、川貝、桔梗、馬兜鈴加逐瘀之藥；其虛者，宜養陰而逐瘀，各按日期以加佐使。

二便俱閉

胃之津液因火而涸，升降既息，立見危亡。急下其大便以救之。

大便閉

肺熱之症，耗損津液，痘色乾滞，宜疏肺氣，滋腎水，熱甚煩躁者，蓋下之。如無實火症。大腸血少而便閉。但宜滋陰潤燥。漿時久閉别無他症者。用嫩猪油切細。勻水煮熟以飼之。

失氣

失氣頻而溏泄者。脾敗而穀氣下陷也。宜大補中氣。如停食症。轉氣極臭。宜清其食。

便血

陰絡受傷者。血見于下。血色鮮紅。或因外感。或係腎經之火。痘者分珠。别而治之。如出少而色黯。連日不止者。脾虛不能攝血。宜大補中氣。若係舊病。亦以補胃氣為主。

失氣 便血 痢 泄黑糞 瀉白膜清水

痢

陽明多血多氣。因為濕熱所凝。故有赤白之種。病在大腸。法先治脈宜用疏散。使邪從表出。勿用破積藥。久痢傷陰。生地阿膠主之。勿用澁藥。痢下有膜者。風入大腸之症。如瘧屬實寒。以實寒治之。口噤者胃熱。脈洪壯熱者陰亡。肢厥者陽脫。皆危。

瀉黑糞

色黑而臟如漆如膠。此熱毒也。其無糞而瀉黑垢者。亦皆熱毒。清火解毒以治之。雖在行漿之際。不得拘泥而健脾。

瀉白膜清水

所瀉多白膿。神瘦色淡者。宜温補脾陽。如諸症皆實。所瀉純是清水。亦是熱極所致。病在下焦。宜引而竭之。決其前陰可也

利下如魚凍

濕熱所蒸。其症難治。尺脉未絕。姑以麻黃附子細辛進之。

利下如豆汁

毒入大腸。陰氣將絕。姑以阿膠生地熟蜜進之。目閉腹脹者死。大孔如竹筒直出者死。

便如羊糞

胃火熾盛。大腸枯槁。其痘難將救。以花粉生地知母阿膠人乳等加

利下如魚凍　利下如豆汁　便如羊糞　熱毒下注　便黄轉青　泄色青綠

提漿藥治之。解時倍覺狠苦者。毒注大腸。宜大富飲。忌汗。

熱毒下注

瀉色淡黃。方可用補。若身熱煩渴。溺色黃赤。毒注大陽。初朝宜外提發散。毒得外透。內瀉自止。即在十朝左右。盤紅囊板。瀉色黃赤者。仍須涼解。誤用健脾藥。反致凶危。瀉出雜色。真要訣也。

便黃轉青

大便初出之色。本屬淡黃。稍停片時。轉為青色。其氣不臭者。此臟冷之症。急須培補脾陽。兼脫肛者。尤以溫補肺腎為主。

泄色青綠

其氣甚臭者，此木火乘脾。無論痘疹，總宜清火。如帶淡黃而不臭，乃虛寒之症，總宜溫補。

疹出瀉利

疹出稠密，不忌瀉利。肺與大腸為表裏，因瀉而火得出也。但宜利之，不可止遏。此論其常，若上熱下寒之症，其脈寸強尺弱，神疲氣乏，疹稀，又當以參神飲治之。

大便出蛔

蟲出猶治者，火盛而不安于內，治宜涼解。若胃虛中寒，蟲出已死，痘色淡白者，危急以溫補救之。十朝以後，下痢出蛔者不治。

疹出瀉利　大便出蛔　燥屎　蟲出　寸白出

燥屎

咸漿之時。大便數日不行。繞臍作痛。煩燥。矢氣而不能食。潤之而不下。宜用蜜導膽導等法。此亦引而竭之之義。

慝蟲出

凡腹有蟲積者。每見白斑。如外瘡霉剝尸氣。大便慝蟲自出。其形如麥芽。出而蠕動者。十一朝死。

寸白蟲

身不甚熱。唇不榮而上見小泡。痘帶青灰色。大便蟲出如韭菜者。脾經寒退所致。宜參苓朮草陳皮花椒。痘後蟲蝕未盡。須于月之初三日内蟲頭向上。以殺蟲藥治之。

手指痛

毒滯于氣分危症也。若手足皆痛。乃毒火乘脾。治宜疏散脾火

手心熱痛

此心包之火。其源亦由水虧。離神飲主之。熱而不痛。乃是肺火。

手搯眉目面鼻

屢作不止。此肺經之火。覓神飲主之。兼用取嚏法。

揚手擲足

不時揚擲。出于被外。禁之不止者。陽明之火甚。治主陽明。

手搯痛　手心熱痛　手搯眉目面鼻　揚手擲足　手足撩乱　手足戰動　手足背熱痛

手足撩亂

撩亂者，不能刻停，非但揚擲而已也。此症毒鬱于內，急用奪法。若兼身體俯仰轉側，如蚓在灰者，決死。如屬孤陽上浮，陰虛躁之症，急以地附救之。

手足戰動

脾虛者，其動時作時止。火盛者，其動弗休。更合各症以參觀。

手足背熱痛

痛者，腎經之火。熱者，腎水之虛。凡熱痛者可表，此獨之症表坎神飲主之。若手背獨熱而不痛，乃外感之症。

手足厥逆

厥逆者冷也。脉症俱實之陽厥宜解散胃火。脉症俱虛之陰厥。須溫補腎陽。凡一症而兩經俱有者。並以兼見之症參之。便知其繫於何經。宜用何經之藥。可以無誤。此症下利者死。

手指微寒

神靜身和者。陽氣之衰也。治宜溫補以防虛寒之變。如另見實火症而指梢獨冷。足趾不冷者。防其發驚。見于痘前六十一背寒。

兩膝紅腫痛楚

痘時見此痛不可忍。胃經之熱毒也。雖點子勻朗。防其十朝有變。

手足厥逆　手指微寒　兩膝紅腫痛楚　兩膝酸軟　軟脚瘟　足冷過膝

宜用斯法。如痛甚而不紅腫者。宜疏肝鬱而透腎毒。

兩膝酸軟

此肝腎之虛。否神飲主之。加杜仲牛膝鹿角膠破故紙等味。如酸而不軟。當散其寒。

軟腳瘟

發熱神昏。便青泄白。足重難移。此兼疫癘之氣。春夏之交。乃有是症。治宜疏通下焦。兼與解毒。凡諸瘟症。痘出時亦彼此傳染。

足冷過膝

脾臟虛寒。元氣將脫。宜四君子加附子。若脉與別症皆實。乃是火欝于上。肺氣不能下行。宜重用石膏竹瀝。

兩足熱痛

面白唇青者。腎經之虚火。无妄飲主之。凡少陰之熱。小便利者陰未絶。雖危而猶有生理。若利小便。則水去而火愈熾。

足瘡潰爛

小兒兩足生瘡。潰爛不收者。陽明火盛。痘出多危。如肺氣不能下行。小便短赤者。治以清肺潤肺為主。如經不愈。難過三歲。

痛髓

七八兩朝。足心痛至心者。腎毒上攻。發笑而死。未至心時。以菖蒲

兩足熱痛　足瘡潰爛　痛髓　足心獨熱　疣瘡瘟　身振如瘧

銀花茯神遠志歸身連翹地黄甘草等鎮之。

足心獨熱

熱而不痛。乃腎經之虛火。雖見面赤唇紅之症。治以壯水為主。

疙瘩瘟

遍身紅腫。發塊如瘤。此兼疫氣。春夏之交。乃有此症。宜疏通中氣。兼與解毒。

身振如瘧

見于發汗之後者。以桂枝黄芪等治之。陽虛故也。如瘧症皆實火極似水。宜下之。

身重

身重著牀竟如捆挷，略一移動，便覺困苦不堪者，此濕滯脾經之危症。死中求活法，在疏肝。如因周身潰爛者，不作身重論。

身紅

周身皮肉通紅，肺火大盛，如紅霞成片，而無細密點子浮于肌上。非疹非丹，亦或是肺火浮于外面，宜否神飲，忌疏散。

身冷

陽氣已脫，死症也。如冬月忽然被寒，其心口熱者，用温酒洗法。

身痒

身重 身紅 身冷 身痒 遍身作痛 遍身青紫

發熱見點之時，其因風者，必見風症，治宜解肌。若因浮火游移，以蘇葉、元參、荊芥等治之。

徧身作痛

熱毒鬱于肌肉，未能透出者，用歸妹飲以汗之，熱散而痛自止。若身涼而瘡不乾，紅者寒邪在表，治須溫散，宜用比神飲。起脹瘡痛不在此例。見于痘後者危。

徧身青紫

氣血喜溫而惡寒，如肺氣因寒閉塞，無以行其血者，急宜發散寒邪，溫肌行氣，遲則凝結而死，比神飲主之。痘點色紅兼青紫者不在此例。

身紫

徧身色紫如雞冠。火在血分。痘雖密而凸起者。宜移臥地上。搗生芹菜汁磨犀角。日夜連服。成膿之後。周身之皮脫而愈。如無芹菜。黑荊芥煎湯代之。

身黃

黃而明熱而兼濕。黃而黯熱甚兼燥。其病在脾胃。如無汗而小便不利。身熱而口渴。濕熱宜汗。燥熱宜以山梔蘗皮等潤之。總忌辛溫之味。

身紫 身黃 肉削 肌肉黑黯 筋抽脈惕

肉削

小兒形肥晓白。固非所宜。若肌肉瘦削。僅存皮骨。或因失乳。或因久病。揔是脾胃之虛。痘出初朝即須用補。雖有火症仍下之

肌肉黑黯

脾主肌肉。毒盛氣滯。色見黑黯而不澤。治宜下之。如村童肉色本帶黑黯。其痘勻朗綻凸者不論。

筋抽脉惕

若屬實症。火氣在經。以逍遥[illegible]丝瓜竹瀝丹皮等治之。若無寔熱症。因氣血耗散而致者。宜議神飲。形色而外。更以脉辨。

皮毛刺痛

毒鬱于肺。其痛不可撫摩。久鬱則泄。宜辛以散之。兼用浴法。

皮膚乾燥

肺主皮毛。貴乎潤澤。如金為火尅。不能為胃行其津液。至于乾枯。痘雖成漿。兼防飛漿叢泡。急須潤肺清肺。身大熱者宜汗之。疹症初見宜用浴法。若鼻孔乾燥者危。

煩躁

水火交濟則安。如神煩氣悶。火入于肺。宜清肺火。手足躁亂。睡臥不安。火入于腎。其身雖涼。此屬伏毒。宜疏通經絡。兼透其毒。若陰

皮毛刺痛　皮膚乾燥　煩躁　悶亂　發狂　譫語

虛躁。以漸而盛，脈洪無力者。峻補其下，庶可挽回。

悶亂

煩躁之極。譫妄狂亂，昏不知人，腹脹喘促，吐利厥逆者死。如尋視周身或有痘疔。急燃挑破，從用拔疔法，可令清爽，痘亦得起。

發狂

在發熱時者，如風寒凝閉，用歸妹飲表出臭汗，一身痘出而狂自止。如手足自汗，須清胃火。如下焦痞滿，宜下。如心經火甚，黃連犀角以清之。其痘時作時止，故與陰躁有別。小便閉者危。

譫語

言為心聲。雖不發狂，語言謬妄者，心經熱甚也。便閉脉洪，由于胃熱乘心。宜顧神歛加意追如熱自利內有燥屎，惟其毒熱，故無虛症也。連吐痰沫者生。眼腫淚出者生。聲如雷者生。天柱骨倒者死。手足厥冷者死。尋衣摸牀者死。面青鼻黑者死。嚙指哄舌者死。

鄭聲

語言不倫也，脉無力。手足厥逆，初無壯熱，便閉壽症者，由心虛而神不守舍也。治法無詀語迥別。

類中風

見點三朝之內，忽若中風，眼直視而牙關緊閉者，此調護不謹為

鄭聲　類中風　點後驚一　驚氣入心

風所襲也。治主太陽，取其微汗。

點後驚

驚者，忽然驚惕，手足搐搦，角弓反張，甚至昏暈。此心肝之經風火相搏之症。治以平肝利小便為主。發于未出時者多順。若發于見點之後，身熱不退者，陰血虛而邪客空舍，痘必漸密。革神飽加熱地主之。忌用冰麝，切勿緊抱。小便閉者不治，發于六七朝者不治。

驚氣入心

因驚發暈，過于緊抱，以致驚氣入心，雖暫定而語言不出。良閉吐舌者，肝脉腎脉上挾舌本。恐傷腎而氣下，肝氣鬱而不舒。治之不應。或至嚼舌而死。如為物驚而致者。茶調密陀僧末治之。

瘈瘲

瘈者。縮也。瘲者。伸也。兩手伸縮不定。多汗為虛。無汗為實。其實者乃是燥火。其虛者心肝脾三經。各在陰分。更審別症以辨之。

搐搦

盛者為驚。微者為搐。發熱之時。毒氣由經絡而出。故搐搦見于手足。須疏通其關節。如屬虛症。治宜培養心脾之血分。

慌張

慌慌張張。睡臥不安。如大驚恐。如見鬼魅。發熱之時。毒鬱于心。急用安神飲加琥珀。啼聲不出者危。

見祟

痘出本順。忽然發狂。不能禁止。其脉倏大倏小。倏沉倏浮。若出鬼祟爲害。不關于心火。宜濃煎忍冬藤湯服之。外用辟邪法灸鬼谷穴。（並兩指離甲一韭葉縱中）

悶疹發暈

心火移于胞絡。刑剋肺金。肺氣過抑。因而發暈。治用葱湯熏法。更挑百會穴。（頂心）缺盆穴。（肩上陷中）少商穴。（中指端離甲一韭葉正中）以洩其氣。宜藥以疏透爲主。切還用涼藥。

喜好異常

愛戀父母。過異常時。化凶之兆也。或素不喜樂。忽然阻拒。諸口不知味也。皆凶。

亡魂

肝臟藏魂。不發熱而妄言直視。尋衣撚物者。肝不藏魂之危症。如用青皮柴胡。更疎肝氣。即死。主見遺溺。

亡魄

肺臟藏魄。不壯熱而悶亂喘急。手捏眉目面鼻者。肺不藏魄之危症。如用麻黃桔梗等。更疎肺氣。即死。主見喘急汗洩。

喜好異常 亡魂 亡魄 喪神 失意 失志

喪神

心臟藏神。不壯熱而驚悸，上竄，妄語妄笑，或不能言者，心不藏神之危症。如用蘇梗、菖蒲、木香等，再疏心氣即死。

失意

脾臟藏意。不壯熱而妄語，手足瘈瘲，不進飲食者，脾不藏意之危症。如用陳皮、枳實等，再疏脾氣即死。

失志

腎臟藏志。不壯熱而目睛無光，畏明，身縮下墜者，腎不藏志之危症。如用羌活、獨活等，再疏腎氣即死，更見喘急。

心伏
毒伏于心。屢屢發暈、身熱、神昏。譫語。或不語者。急提心經之毒。如不平復。或至嚼舌而死。如誤用收斂心氣之藥。即死。

肝伏
毒伏于肝。身熱而號啼不止者。然無淚出。驚搐直視如怒者。急提肝經之毒。如誤用收斂肝氣之藥。即死。主見脹滿、嘔逆、囊縮

脾伏
毒伏于脾。身熱而神思恍惚。肚腹痛脹。膝毛倒豎者。急提脾經之毒。如誤用收斂脾氣之藥。即死。主見腹脹、身重、唇口牽引

心伏　肝伏　脾伏　肺伏　腎伏　倒伏

肺伏

毒伏于肺，身熱無汗，氣急咽痛，音啞者，急提肺經之毒。如誤用收斂肺氣之藥，即死。主見喘急胸滿。

腎伏

毒伏于腎，身熱躁亂，腰背痛，面黑，昏睡者，急提腎經之毒。如誤用納氣歸腎之藥，即死。主見失血，及腹脹，便閉。

倒伏

外感風寒，肌竅閉塞，以痘疹而不行。其人身痛，四肢微冷，痘點不長，或變黑色，或青紫癮疰疹，宜溫肌發散，外用芫荽酒噴之。

倒陷伏

毒氣大盛。内外蒸爍。毒復入裏者。其人心煩狂躁。氣喘妄言。如見鬼神。便閉腹脹。急宜下之。

陷伏

胃氣虛弱。出而復淡。痘點白色。不能乳食。大便自利。身不壯熱。或嘔或厥者。急用溫中之劑。

風禁

發熱之初。外感於風。汗出頭痛。心煩。痘雖發出。風傷于衛。治宜解肌而養血。血行肌解。其痘自出。不宜過汗。以傷其血分。

倒陷伏　陷伏　風禁　火禁　寒禁　水禁

火禁

皮膚乾燥。皮中紅點不見。獨于四肢頭面見一二點。審係就火而為火氣遏抑者。用水楊柳浴法。其痘自出。

寒禁

初熱之時。為寒所遏。手足麻木而冷痛。以此神飲散之。其痘自出。如表症已罷。寒鬱為火。雖失表而脉外溢。失表之脉亦宜清火。

水禁

發熱惡寒。肚腹疼脹。以小水不利。或發喘。審係飲水過之。而為水氣遏抑者。利小便而透之。痘自發出。

鬱火

火伏於內。身涼而煩躁。宜用貴神飲。俟其火勢發動加中熱痘出。乃以涼血藥治之。若先用涼藥。反致凶兆。

陽結

熱結於胃而煩悶。以手按之。其熱盛於他處。治宜疏散上焦。尤重在少陽之氣分。

不寐

身熱不寐。雖是心肝二經之火。其源由於水虧。如唇燥口燥。雖是胃不和。亦由津液消耗之故。

鬱火　陽結　不寐　昏睡　尋衣撮空　天釣

昏睡

痘將出而沉沉昏睡者。毒在脾經，其出必重。宜即用奪法，或用鎮法。以脉之有力無力辨之。如多睡而不昏，乃是膽經之火

尋衣撮空

如因肝經實熱，血實生風，色淡身和者，急服大劑六味滋腎生肝十枚。其二。身熱狂煩者，急下之。小便閉者，陰氣已絕，不治

天釣

角弓反張，多哭多淚，壯熱搐掣（制），胸脹臍突。此爲外風。結合作亂者，治其鬱滯之風痰。或以透明沒藥，薑湯調下。如腹痛多喘，偃僂反張

啼聲不絕。（此爲）無論内釣，無論肝虛肝熱，皆難治。姑以炒葱貼臍上，通其陽氣。

一把縳

痘至五六朝，手足牽縮，不能伸直。此因陽明火盛，因而機關不利，非驚也。清其胃火則愈。在前在後，不作此論。

熱入血室

寒熱往來，神識不清，言語錯亂，如見鬼狀，日輕夜重。此因經行之後，血室空虛，邪熱乘虛而入也。四物合導赤加柴胡治之。忌用上部別項風藥，尋衣撮空者死。

一把縳　熱入血室　又汗　汗出如油　巽鼎

久汗

症出微汗則身和熱退。汗而仍盛，火熱故也。消爍津液，其症雖異漿。宜滋其腎水。若胃氣虛而多汗，急宜固表，忌利小便。厥逆者危。脈短譫語者危。

汗出如油

如油者，凝而不流，此津脫之症。姑大補其氣，加浮麥以斂之。喘者危。姑以熟地、五味、人參、附子、牛膝救之。忌生薑。

頭汗

頭有汗而肢體俱無。臉紅口渴，雖不至如霖，心經熱盛，防其進枯。

若脉微盤淡。頭汗劑頸而還者。乃亡陽之汗

伏龜

頭身汗混。手足俱無。食少倦怠者。陽明氣衰。宜急補脾肺。若汗只在手心。名為透鎖美症也。

驚汗

痘出夜啼而汗出。宜治其驚。与盜汗自汗不同。

血脫

非實火症而失血。以致作渴煩躁。或面赤而脉空者死。凡實火妄動。失血之初。急補其血。豫神飲主之。如失血太多。又宜用獨參湯

伏龜 驚汗 血脫 濕熱 畜血 痧暑

大補其氣。目盲者死。

濕熱

痘出春夏之交。濕熱內蓄。微熱而小水不利。或泄瀉。或腹痛。或嘔吐。而下半身重。治以利水為主。

畜血

面黃而如狂。日輕夜重。小腹滿痛。小便自利。滿而又利。可知其畜血在下焦。宜下之。或腹痛不能食。其不食亦由于瘀血。宜下之。

痧暑

痘本和平。忽發喘吐。即霍亂之症也。其面滯色。其六脈雖伏。身熱

口渴○煩悶腹痛者○須急治其痧暑者○有汗用滑石○無汗用香茹○身雖
壯熱○忌用利水藥○暑氣傷心○禁用半夏○

寒戰

身熱、煩渴、便閉○先戰後寒○火極似水之症○七朝以後○盤紅裹板者○
亦宜作火治○若先寒後戰○皆屬虛寒○其痘必皮薄而漿清○須補氣
而兼投桂附○若咬牙泄瀉並見○尤屬虛寒之症○急用困神飲救之○
氣喘、悶亂、足冷者死○

雞戰

遍身戰動、頸項轉搖不歇者○五氣已絶不治○

寒戰　雞戰　猴戰　牛戰　羊戰　疹出寒戰

猴戰
頭雖戰動。其身自安。若時作時止。口不歸吽。目不直視者。可治。
牛戰
兩手戰動。或兩股戰動。上不干頭。下不犯身。此由肝經之風激動陽明之火。治宜疏肝。
羊戰
眼吊白。口弄舌。頭搖肩悚。目八于四五朝者死。見于七八九朝者危。此皆熱毒沖激之所致也。七
瘖出寒戰

發熱眼紅氣悶。乃疹症也。忽見寒戰。因熱極。急用葱湯熏法並取嚏及挑法。藥宜升透。忌寒涼。尤忌辛溫。

努氣

丹田之火上乘胃家。其氣未遂也。如不快意狀。宜酌虛實治之。如係停食。須用消法。

乳母

乳母有肝火。兒痘雖稀。能令痘點擬痛出血。啼哭不止。兼清乳母之肝火。治病必求其本。即此可推。

交乳

努氣 乳母 交乳 寒熱 發寒 侄嬭

兩人互乳，能令脾泄。審得其故，即須禁之。若乞乳于人，其乳見[illegible]，飲之生瀉，須加薑汁一點熱服。

寒熱

上午下午，微寒而熱，此非虛寒，乃瘧中寒熱也。雖以少陽膽經爲主，仍別虛實以治之。

發寒

單發寒而不熱，手足戰慄，蓋火鬱于內。其人必更見火鬱之症，勿悞作虛治。

經觸

痘本佳而忽變。急須推求禁忌。如紫上有粉白色者。乃月經所觸。內服托住中氣藥。外以月月紅花葉煎湯洗之。燒大黃以解之。爲溼液氣所觸。同此解法。

香觸

痘出本佳。忽變紫白色而癢。香氣所觸也。內服托住中氣藥。外以升麻蒼耳湯抹之。

屍觸

犯者目翻吐沫。以蒼朮大黃燒烟解之。忍冬藤濃煎服。凡痘出宜遠哭泣聲。忽見帶孝生人及同房痘出將危者。須遷出爲要。

香觸　一觸　客忤　獸觸

客忤

症出宜謹門戶。勿令外人往來。如因客至驚忤。以致啼號不絕。面已帶青者。以嫩絲瓜焙為末。淡蜜湯送下。若在灌漿時難治。

獸觸

猫犬等物。忽然驚動。以致形沉色變者。以遠志菖蒲煎酒。加蟬脫煮透。去遠志菖蒲。只以蟬蛻為末。砂糖酒調下。

「獸觸」之後尚有「穢觸」「離魂」「癘氣」「地土」「時忌」五症都為原闕 上面幾種原目缺少

痘疹危險録 下卷

吳興張潮青北陵氏著

下卷総論

河洛之理。無所不貫。余以後天八卦而叅之痘症。其出乎震者。報點之生氣。齊乎巽者。多寡之定位。見乎離者。形色之分著。役乎坤者。血氣鼓舞以行漿。悦乎兌者。津液四佈而漿滿。戰乎乾者。火毒消融。勞乎坎者。陰陽之平復。成乎艮者。胃氣之所以成始而成終。治痘之法。不與八卦相符。有宜雷以動之者。而或未能攻。宜風以散之者。而或未能解其表。有宜雨以潤之者。而或其内。有宜日以烜之者。而或未能益其火。有宜艮以止之、未能解其毒○有宜兑以悅之者○而或未能潤其燥○有宜乾者○而或未能扶其氣○有宜坤以藏之者○而或未能補其脾○[illegible]中之所列○不曰成漿以後而遂可慶安全也○讀是書者觀於奏功之不易○其必慎于始也歟○

火褐收靨 一

將收靨而發熱者○名為燒漿○此常症也○如身發大熱○片時皆靨○其靨色皆帶燥黑○此由行漿時○不能重用滋陰之藥○火性急速○故收結太速○宜急下之○而重與滋陰○

誤歛又 二

漿未盡足。盤暈未收。善治痘者。宜分別虛實。而用養泉之法。趂其未靨之時。使毒氣盡歸於顆粒。如曰足上之痘。業已鬆擡。遽用斂藥。變症百出。

倒靨 ヌ

靨要黃潤堅厚。面部之痘。無膿結痂。陷入肉分一指甲。其色不黑。或靨中陷沿硬。餘痘犹綻者。宜于補陰藥內。加防風白芷生芪角刺以托之。便閉喘脹者死。

迴陽泉 ヌ の

倒靨而痘中出血不止者危。急用胭脂胚加血竭。燒存性点之。先

倒靨　迴陽泉　假靨　靨如麸皮　托靨

令血止。重與滋陰佐以血分清火之藥。犀角地黃湯主之。

假靨 五

痘皮薄而軟。白如梅花而易落。疤色亦白。此由血枯。十二朝後多死。其不瀉者。急為溫補氣血。

靨如麩皮 六

靨潤而厚。乃為化毒之驗。如其太薄。着肉不脱者。此因氣血不運。而內之鬱毒。亦未盡解。主發陰毒于関節處。急宜補氣和血。所用解毒藥。宜銀花甲片澤蘭劉寄奴等味。忌用寒凉。

托靨 七

痘密而氣血兩虛。面部之痘。略見肥潤而即痂。其色黃潤。如能食者。大劑溫補以托毒。則已結之靨。漸高漸厚而愈。

花靨 八

凡靨宜自唇口順序而下。如不順序。遍身錯落而靨者。主發餘毒。急宜和血解毒。

膿乾青紫 九

此症百死一生。治宜清肺潤肺。兼用攻法。或陷者復鬆。或硬者漸潤。或發班疹。或發餘毒。則生。為由肺熱所致者。必外達而得解也。身壯熱者。大忌辛燥。不壯熱者。又忌寒涼。

花靨 膿乾青紫 焦靨 椒皮靨 鐵葉 皮裡結

焦靨之十

靨色須如黃蠟。其喜潤而惡焦者。所以辨生氣也。如不潤而焦黑堅厚。此火盛所致。急宜解毒潤燥。兼見壯熱不食者危。

椒皮靨之十一

靨色如椒皮。乾薄紫黯者。津枯難治。死中求活。宜用剝神飲。

鐵葉之十二

叢集之症。攻發未足。故結硬靨如鐵色。陷入肉分。治宜活血攻毒。令靨下復爛而愈。如紅暈一線箍定者。死中求活。急下之。

皮裡結之十三

膿回一片空殼。能食便調。及外皮裂開。内面另有痘痂。俱各分結者。乃險中之順。

浮皮 靨後痂疤邊至 吉

落痂後。疤痕凸而紅潤。又有薄薄之痂皮。起於疤上。古名有苔。此乃氣血和而毒外出之驗。若四治浮皮撳起者。其毒在肺。治宜清肺潤肺。

榴皮靨 又 吉

痂痕光白而無苔。氣血虛而毒未淨。主一百二十日内。腹脹疼痛而死。宜以護神飲。加銀花澤蘭治之。色轉紅者生。

浮皮 榴皮靨 茄花靨 松花靨 堆沙變黑 魚鱗靨

茄花靨 [illegible]靨 十六

靨色如茄花。毒火未清。将来變症百出。急為涼血解毒。

松花靨 又 十七

靨色嫩如松花。症雖險而無害。宜補脾胃。

堆沙變黑 又 十八

稠密之症。其面部畧見漿影。攻托得法。漸有黄脂。細如沙泥。堆起成片者。漸變黑色。滿面黑硬。治宜清肺潤肺。兼清胃火。可令成片脱去。

魚鱗靨 又 十九

半邊嵌於肉內。半邊掀起者是也。症必身熱喘急。治宜清肺潤肺。兼活其血。黃芩阿膠。一帖兩許。一日兩帖。藥。不。雜。而。力。專。此救險之心法也。

螺螄靨　又二十

靨脫血出不止者。惡痛浮腫而死。所見不多。外敷血竭末。內以剝神主飲之。為結靨不脫。火毒總在皮毛。肺主皮毛。治法專圖其本。而靨脫血出。亦由肺火所致。

盤蛇靨　又三

中心脫去。四圍嵌定者。煩躁作喘而死。死中求活。急與清肺潤肺。

螺螄靨　盤蛇靨　瞿塘靨　鈎鏤靨　懸丸靨

剎神飲主之。凡見怪曆。不食者死。

瞿塘曆　又　⋮

過一月不落。古名甲錯。主生肺癰。〻者。壅也。肺氣壅遏。不可徒事解毒。須清肺潤肺。吐瀉者死。

鈎鏤曆　又　⋮

兩月不落盡。發嗽發喘者死。若喘嗽未發。毒尚未歸于肺。急宜清肺潤肺。治其源而諸症不作矣。

懸丸曆　又　〻

三月不落盡。發驚作瀉而死。此等怪曆。若不帶焦黑色。粘着皮肉者。又是氣血之虛。不得耑作肺火論。

還魂靨 乂 二五

徧身脱去。而頭頂靨內獨有四五粒不落者。若破損。則受風而死。宜鮮膀胱之毒。兼與治肺。囙部位以别治法。最為緊要。

一字靨 乂 二六

頭足脱盡。獨有胸背一帶不脱。壯熱而嗽者。治宜清肺潤肺。

眉心先靨 乂 二七

督任二脉。交會于人中。故結靨須于漿足之後。起自人中。以漸而下。如面部未盡成膿。眉心先靨者危。漿已足者。亦是心經火盛之

還魂靨　一字靨　眉心先靨　半邊靨　望月靨　鼻準先靨

故。孤陽不生。急宜壯水以制火。

半邊靨 又 二八

或左半身。或右半身。脫去一邊。留剩一邊。陰陽之道路不通。喘急而頭痛者難治。

望月靨 又 二九

遍身上下俱落。獨有眼眶一点牢嵌。不時出血。以當歸濃煎洗之。勉強剔起。冒風者死。若回至眼眶而死者。肝脉先絕之故。

鼻準先靨 又 三十

面部未盡成漿。鼻柱先靨。雖出不死。如鼻準先靨。漿已足者。亦是脾經之火。坤神飲主之。兼與潤肺。色黑而陷入肉分者死。

面痂焦裂　三

破而復灌。滿面成餅。焦裂如氷紋者。以手挼之。流出膿水者。毒留於胃。如不食。口臭音啞。水嗆掩悶而死。

兩顴平靨　三

靨宜潤而高。如平薄而漸漸加厚者亦吉。若兩顴一片平靨者。毒歸於心。雖潤亦危。瘡如餅而乾陷者亦危。如印堂猶朗潤。急提心經之毒。

錐心靨　三

面痂焦裂　兩顴平靨　錐心靨　定星靨　回陽靨

人中之𤻲。四圍掀起。中心釘住。面浮氣喘腹痛者。𤻲至心窩其目上竄而死。餘毒攻心也。初見時急以南星半夏石菖蒲天麻貝母瓜蔞山梔黃芩元參治之。外以生蜜線雞油、敷于瘡上。其𤻲即脫

定星𤻲

一名神針𤻲。脾部之疽。四圍掀起。中心釘住。作痛壯熱詀語者。結𤻲至臍。發痰而死。餘毒攻脾也。初見治同錐心。以山梔為君。

回陽𤻲

地角之𤻲。四圍掀起。中心釘住。肉上。𤻲至陽物。悶乱而死。餘毒攻腎也。治同錐心。當以元參為君。

地角先靨ヌ　三六

其部位屬腎。面部行漿未足。地角先靨。陷入肉分一指甲。毒歸于腎也。色潤亦危。如高一指甲而色潤。餘痘成漿。内症和平者。此曰外損。可治。

地角乾黑ヌ　三七

靨陷肉内而色黑。其盤仍然不斂者。腎火盛而腎水竭。危。

耳輪先靨ヌ　三八

面部行漿未足。耳輪先靨。色帶枯焦者危。即漿已行。亦是腎經火盛。宜壯水以制火。

地角先靨　地角乾黑　耳輪先靨　吊喉靨　閃池靨　臍痘不斂　十八灘

弔喉靨　三九

面上之靨。四圍盡掀起。中心釘住作痛者。靨至咽喉。有血痕而死。餘毒攻肺也。初見時。治同錐心。加射干、山荳根、桔梗。

閃池靨　又　四十

氣喉一粒不落。宜護之。若强去其靨。發喘而死。或發肺癰。

臍痘不斂　又　四一

諸痘俱收。獨有臍中之痘。爛而不收者。一月之外死。

十八灘　又　四二

下半身之靨。黄而不潤。靨沿微高。靨心微陷。着肉不脱。此倒靨也。

面黶焦黑。唇口燥赤。雖能乳食。十八日死。燥勝而陰亡也。

陰囊先黶 ヌ の三

毒將歸於肝。急清肝火以救之。兼潤肺以剋木。

黶不過膝 ヌ の四

上半身已黶。下半身不黶。陽氣不能下降也。毒無火不化。無火不收。盤淡者。急補下焦之火。

兩脚先黶 ヌ の五

陰勝於陽。如無別症。治宜扶陽。曰其漿清痂薄。不作脾火論。

兩足痂薄 ヌ の六

陰囊先黶　〻不過膝　兩脚先黶　兩足痂薄　手足心先黶　水泉漏漿　命盃黶

痂瘴由於漿清氣血衰耗。關節之間。毒易凝滯。故其症多發痘毒。毒未發時。兼補氣血。溫以散之。蓋氣血流行。自無偏勝之患。

手足心先靨又之七

週身花靨。手足心有靨者。即為靨齊。如週身未靨。々先見於四心。以後必生怪疾。宜清肺胃之火。潤肺胃之燥。

水泉漏漿又之八

週身之漿。俱從足踵上水泉穴中漏出而愈。腎經之毒曰以洩。亦怪症也。

命盆靨又之九

湧泉穴上有三五顆不脫。形色獨異者。主跌撲而死。腎之留毒也。
腎毒未盡。總由水不勝火而致。醫後但與解毒。非其治也。

疤白　疤淡色　五十

痘痂脫去。疤色紅活如桃花。此為生氣。如疤色不能紅潤。雖不至於光滑。急須補氣益血。令其色轉紅活。如其色不轉紅。一年之候（後）。多患瀉利而死。

疤白痕紅乄　五一

疤色淡白。外有一線紅圈。經兩月候（後）。發瘋而死。急於補藥中加益母澤蘭銀花蘇葉。解血分之風熱。圈散則愈。

疤白　疤白痕紅　無名　疤紫　疤凸

無苔 乂 七二

症痂脱却，疤内復起一層薄衣，此名有苔，乃毒氣盡出之吉兆。如疤色白而見光滑者，血虚毒盛，百二十日死。

疤紫 乂 七三

疤色紫赤，血熱未解，如不凸起者，但清血分之熱，如蒸下利，防是陰竭陽浮之症，凡但據外症，任用涼瀉者，多致陽浮之禍。

疤凸 乂 七四

疤痕凸起，其色深紅者，治宜涼血解毒，外以蜆子肉水摩之，淡紅而潤者無慮，以紅潤乃疤痕之生氣也。

疤凹　又

其色必淡。此脾胃氣血之虛也。治以謙神飲。若硬靨初脫，疤雖凹而紅潤者無慮。

疤痒　又

大造飲

靨後身痒。氣血之和也。無慮。若所痒單在痘疤。其疤紅赤。治宜涼血。其疤淡白。後變慢脾風而死。以謙神飲主之。

血疤　又

疤中間或出血。所出雖微，異于螺螄靨。然毒火尚留于血分。宜散血中之火。外以血竭末收之。

疤凹　疤痒　血疤　疤痛　泛疤　鼠傷　虫傷

疕痛 又 五八

氣分火毒未清。治法專宜解毒。其色不赤。不必兼與凉血。

泛疕 又 五九

痘靨之後。另發檮杌痘者危。若遍身疕肉。間有仍腫貫漿者。清火解毒以治之。

鼠傷 収靨 六十

痘方結痂。失於保護。曰有腥氣。其痘痂為鼠剝去者。疕肉出血。竟至不救。

虫傷 又 六一

痂未落盡。曰有腥氣。為蜈蚣所咬者。以雄黄末塗之。炒擦亦佳。

疤腫 疤毛 六二

痘出本稀。結痂未脱。曰乳母悞食螺螄。忽于每点疤下。俱腫起如蚕繭。其色淡紅者。以銀花澤蘭各一兩。濃煎治之。

脱甲 又 六三

十六七朝後。遍身忽然通紅。一二日内。其遍身皮肉。盡皆膿水淋漓。腸鳴如雷者。此肺經之火。燔灼于外。遏鬱于内之所致。宜重用阿膠黄芩。晝夜連服。外以乾茶葉末收之。遍身脱皮而愈。

百會府 参府 六四

疤腫 脱甲 百會府 風府府 忘汲府

頂上百會穴、即顖門也。從兩耳角量準。取中方是。疔結于此。身熱不食者危。死中求活。急用拔疔法。若疔根得出。即以白丁香糝之。藥宜清心兼理膀胱。生地、骨皮、滋陰涼血。宜用以為君。

風府疔 又 六五

風府穴在腦後。疔結于此。膀胱之毒也。急宜用吊法。凡疔之生。非極痒。即極痛。其起甚速。藥宜解毒清心為主。佐以所見各經之藥。總無補法。禁用防風。服之則走黃。并忌食肉。

忘汲疔 又 六六

結于眼沿睛明穴。面紫煩渴。膀胱之毒也。急須挑破。以瓦葱搗爛塗之。頻換取效。或用山慈姑和蜣螂肉搗貼。拔去疔根。

拘疔又 六七

發於左顴。亦名左拘。發於右顴。亦名右拘。其色紫者。四日半死。

延皮疔又 六八

結于鼻準。形如萊荳。其色焦黃。至如錢大而深陷。脾經之毒也。如見紫色。四日半死。若得蒼耳子梗内虫研服。或生。

骨疔又 六九

皮肉隱隱有青黑紫点。按之覺痛者。四日半死。急用弔法。如皮肉紅腫。更用砭法。弔則毒聚。砭則毒散。初起用之。功能起死。

拘疔 延皮疔 骨疔 火珠疔 唇中疔 白虎疔

火珠疔　平

結於鼻孔。煩燥。唇紅眼畜。此肺毒也。急以黃連氷片点入眼角乃以犀角牛蒡生地川貝木通治之。焠少商穴。食生黃荳。

唇中疔　七一

結于人中。起時一点細瘰。色白而滯。三朝唇腫。四朝以後。頭面俱腫。不可救矣。初時宜以醋調大黃末。箍其四面。銀針挑破。用吊藥吊之。或以白菓搗爛。菜油調塗。刺腿灣中紫黑筋出血。

白虎疔　七二

結于口角。或先見細瘰。或腫硬。即宜用醋調大黃箍定。以吊藥吊之。色見青紫者死。

舌疔　又　七三

諸疔所發。雖各分經絡。而其原皆由心火。舌上結疔。心火亢盛。危須多服鮮菊葉汁。蕩滌心火。焠少冲穴。

捲簾疔　又　七〇

舌乃心苗。而脾之大絡。又系舌本。疔結于舌根。心脾之毒也。危須以銀鉤〻破。吐盡毒血。乃以黄連冰片硼砂青黛薄荷荊芥天虫為末糝之。或用蛤蜊汁和露水滴之。亦可。音啞而飲食不進者死。眼見火光。凡疔皆死。

舌疔　捲簾疔　聽會疔　黍虎疔　喉疔

聽會疔 七十五

穴在耳前交骨陷中。屬少陽胆經。疔結于此。危。宜濃煎夏枯草同菊汁服。焠竅陰穴。穴在足四指外廉。離甲一韭葉

蔘虎疔 七十六

結耳孔中。心腎之毒也。宜以銀針刺破。以元精石女貞子氷片薄荷為末吹之。再以馬蘭根寸斷塞之。

喉疔 七十七

結扵咽喉。或黑硬。或形如螺肉。躁熱不食。危。急用挨疔法。以紫葛地蘇木二味等分搗汁。另磨犀角和服。三焦開竅于咽喉。更清三

焦之火。凡嚼生黄荳而不腥者，疔也。初起之時。多食可消

陰疔

結於肩上。見紫色者。急宜挑破。以拔疔藥点之。

鳩尾疔

疔毒攻心。最速。故治疔之法。急須護心。若疔結于心窩。或硬或青紫色。皆死。

燕窩疔

結于左腕。則右身之痘。沉伏。結于右腕。則左身之痘沉伏。此肝及心包絡之火毒也。危。宜挑破。取燕窩澄清洗淨。以珠末糝之。

陰疔　鳩尾疔　燕窩疔　海濤疔　五樞疔　伏莽疔　驪舍疔

海濤疔　八一

氣海穴在當臍之下疔結于此初見時內服蹇神散外以睽神丹圓之十救其一廣東嶗峒丸內服外圍亦大可用

五樞疔　八二

結於腰間其痛上引肩背膀胱之毒也不治

伏蓁疔　八三

少腹之下乃毛際也屬任脉之會疔結于此其痛下入于陰中此肝經之毒危急用吊法焠大敦穴

驪含疔　八四

結於玉莖之內。詀語眼畜。便閉不寧。膀胱之毒也。危。急以牛黃氷片射香蟾酥銀硃為細末。將黃連細茶煎調。以軟稻草心醮藥。納入莖內。再以菜油子搓捋其莖。益母汁主之。

居窌疔　又　八五

居窌穴在腿交骨上陷中。屬膀胱經。疔結于此。危。

命門疔　又　八六

背脊骨從下數起。第七椎骨上。督脉所經。命門所在也。疔結于此。不治。姑用弔藥以弔之。

中窌疔　又　八七

居窌疔　命門疔　中窌疔　透腸疔　葡萄疔

背脊骨從下数起。第二椎骨上。屬于膀胱。疔結于此。爛見骨而死。姑用援疔法。焠至陰穴。

透腸疔 又六

結于肛門。腹脹絞痛。肺與大腸之毒也。急須挑破。以槐米銀花煎湯洗淨。將軽粉珍珠氷片白斂等分。灯心蘸塗。或用搗爛苧根頻々換貼。凡疔毒圍藥心法。濕則毒從外出。故須頻換。

葡萄疔 又八九

結于臀之環跳穴。乃膀胱之毒。大險。若臀肉隆起處。則屬于胃。治宜銀針挑破。以八寶丹糝之。方用牛黄二分。珍珠四分。飛過硃砂雄黄各五錢。出汗乳香沒藥各三錢。氷片二分。琥珀一錢。

勞宮疔　×　九十

結于手心。或黑或白者是也。此心包絡之火毒。危。用麻油浸法。焠中冲穴。另用甜瓜子為末。和香灰水調。新筆圈之。服珠黄散。并取露天糞缸口外浮泥。研細水服。

螺紋疔　×　九一

見於大指螺紋中。大險。用麻油浸法。灸湧泉穴。

小指疔　×　九二

小指少冲穴。乃心脉之所絡。疔結于此。傳至脾經而死。治宜清心

勞宮疔　螺紋疔　小指疔　注命疔　血疔　白疔

火。涼心血，用麻油浸法。

注命疔　圖　九三

結于湧泉穴。紫筋循足踵而上。此腎毒也。危。急用蜞灸法。更以田螺水調冰片。連点三次。再用麻油浸法。或用火丹草搗貼。

血疔　圖　九四

疔色如血而有紅絲。其行甚速。見手上者。絲行過肘時即死。見足上者。絲行過膝即死。初見時即于絲頭用砭法。以睽神丹頻頻塗之。益母汁主之。肘

白疔　圖　九五

小者名鵝眼疔。不速治。疔破血膜而死。治用拔疔法。令疔根爛出。凡疔初起。雖細如芝蔴。大抵發痒。必不可忽。急飲菊花根汁以護心。其消疔之藥。八寶丹亦妙。

海螄疔　九六

形如海螄。一頭大。一頭小。色有黑白二種。皆硬而痛。用銀刀刺破。以拔藥疔点之。或用吊藥。忌見鐵器。凡疔皆同。

靛花疔　九七

色見淡青。根大而塌者是也。内服蠟礬丸。或用梅花点舌丹。使疔毒不致攻心。凡見此症。痘多隱伏。宜用隔蒜灸法。

海螄疔　靛花疔　疔走黄　疔爛成坑

疔走黄 又 九八

治疔之法。先以護心為主。藥宜清心火。凉心血。而以所見各經之藥為佐。忌用防風。及食猪肉并鮮發之物。如不慎而疔毒走黄。至于腫脹散漫。或流黄水。已為壞症。急用黄牛牙齒。火煅存性為末。酒服三錢。其毒仍聚。其脹仍收。十救四五。

疔爛成坑 又 九九

疔根不能拔出。必爛而後消。至于爛處深陷成坑。須用新棉吸出敗膿。用大昇藥收之。如身熱未退。仍宜清心火。凉心血。如見虛症。又宜峻補其虛。

七惡

凡生疔毒疱痘。其內症。或煩渴。或嘔吐。或不食。或神昏。或泄痢。或目變。或喘急者。難治。真水竭而邪火旺。外有餘而內不足也。法當純補胃氣。

陽毒　陰毒

成漿之時。未能養漿。以致紅盤不斂。或遍身花黶。硬痂難脫。或表寔過補。痘後忽發大熱。現出痘毒。紅腫而痛。此為陽毒。治以活血透毒為主。行氣為佐。加以疏通經絡之風藥。勿徒任用寒涼。初起宜散。將成宜破。已成宜攻托。若指按腫上。腫隨指起者。內已成膿。

七惡　陽毒　陰毒　百會結毒

宜刺之。輕按便痛。刺宜淺。重按方痛。刺宜深。

陰毒 三二

氣血兩虛之症。成漿之時。未能養漿。使毒氣盡歸顆粒。遂為收歛。以致漿清稀薄。着肉不脫。一旦發出痘毒。不紅不凸。腫而不熱。此為陰毒。尤忌寒涼。必須溫之。散之。疏之。托之。使氣血流行。不致內潰。內服培神飲。外以肉桂、丁香、角刺、射香、牙皂、黑飛麺、黑小粉、醋調貼之。或用糯米飯加葱白。同盐少許貼之。俱效。

百會結毒 三三

百會穴。在頂心之正中。屬膀胱。毒發于此。最為凶惡。治主膀胱。焠中窌穴。左右各一穴点。如白而硬。須防氷伏。以其見于陽位也。凡毒結于陽位者。苟非紅腫則難治。氣血不能勝毒也。

神庭結毒

穴在髮際天庭之上。乃太陽膀胱陽明胃經督脉之會。治兼兩經血凝氣滯而毒生。總以活血行氣為主。而以解毒消痰為佐。如見虛症。又以補虛為潰膿收結之心法。

腦後潰爛

久卧枕上。血凝不行。以致潰爛。雖至見骨。可以不死。内服補托藥。外以生肌散收之。若有猫頭火煆為末摻之尤效。

神庭結毒　腦後潰爛　鼻準結毒　迎香結毒　承漿結毒

鼻準結毒　又見

毒盛于脾即得保全鼻多爛去治主于脾藥宜散火以凉血行氣以活血而佐以本經之透藥

迎香結毒　又見

迎香穴在鼻孔兩旁法令紋中毒發于此胃經之毒火也治主于胃外用吊法忌灸忌砭凡面部皆忌灸忌用寒凉致令凝滯

承漿結毒　又見

承漿穴在下唇陷中屬于腎經又屬陽明胃及任脉之交毒結于此外用吊法藥以疏通氣血為主勿從清凉解毒

風府結毒　乂　3九

其經絡屬于膀胱。伏陽結滯。邪毒上壅。急用顖會之焠法。外用弔法。陰陽偏勝。是以結毒。疏通偏勝之陰陽。即為治毒之心法。

項毒　乂　手

發如對口。有二頭者死。若只一頭。治法[illegible]男左女右手。直竪桌上。將中指節屈倒。以竹片量準。更將中指第二節量準。乃扶病者坐定。以竹片竪櫈上。量其脊背之中。用墨點定。更以中指節數。量其左右。以墨点定而焠之。未成可消。已成亦愈。治主膀胱。

馬刀　乂　3十二

風府結毒　項毒　馬刀　痰毒　咽喉發毒

此少陽胆經之毒也。見于頸項脇腋等處。其形長而腫起。色不甚紅。都起脹之時見此。臯毒盡發。疽不灌漿而可治。如在疽後。夏枯草主之。以其入本經而消滯散毒。不同寒凉之品也。

痰毒 又 ヨ一三

發于耳後高骨之下。形圓白硬。乃風痰所結。不作陰毒論。為其腫而凸起也。宜治其風痰。外以姜汁調南星末圍之。

咽喉發毒 又 ヨ一三

發于頷下者。紅腫可治。如正當咽喉部位。腫連及肉。咽塞道路。不論大小俱危。急與疏散上焦。壯腎水而導火下行。

曲池發毒

穴在手肘曲灣上廉陷中。屬于大腸。若腫連外廉。或發于天井穴。屬于三焦。宜以温棉絡貼在腫處。審其何處先乾。即知為何經所發。其壯盛而紅腫者。旅神飲主之。如潰爛而見肘骨者死。

四腕發毒

虛症漿成。皆因未知養漿之法。不使毒氣盡歸顆粒。又復濫用清涼解毒之藥。以致氣血不運。寒温之氣。阻塞于關節之間。發而為毒。兩手肘灣及兩膝蓋各發一毒。平扁白硬。陽明之陽氣不及于四末。故無以利機關也。初起時。即須温散。其着力在血分。始神飲主之。如不能退。帶攻帶托。外宜用移法。

肩端發毒　又　彐一六

此三陽經之毒也。大抵疽毒十之五六。發于骨骼間。總由氣血不能疏通。故収斂之際。常宜運動其手足。毒發之初。總宜疏通其氣血。紅而腫者。莫如毒頂用吊法。四圍用箍藥。令其形小而毒聚。然後易膿易収。或用活蟾蜍搗爛。每隻加雄黃末三錢。可退可移。

肩端發串　又　彐一七

左發串右。右發串左者不治。疽後氣血已傷。不能勝毒也。初起溫補氣血。佐以表散可消。

五俞發毒　又　圖一八

背上心肝脾肺腎五俞。皆膀胱經穴。内通五臟。毒發于此。紅腫者尚可救。若陰毒多死。初起時可用糯米飯加鹽塊。葱白搗爛。帶溫貼之。使得消散。〻之不得。治當壯水補火。而佐以攻透。或生。

伏兔發毒　又　圖一九

膝蓋上七寸。乃足陽明胃經之穴。毒發于此。難治。惟朕兆初見。可急用灸法以消之。消之不得。總以活血行氣。佐以攻托。

背脊發毒　又　圖廿

背脊正中。屬于督脈。毒發于此。紅腫者已危。若屬陰毒。多不可救。

五俞發毒　伏兔發毒　背脊發毒　足肚發毒　當心發毒　腰湾發毒

初起時。可用明礬一錢。葱白三根。搗爛。腐衣分包。好酒吞服。使得消散。陽毒壯水。陰毒補火。水火之外。別無起死法也。

足肚發毒 又 圖三

屬太陽膀胱。亦屬難治。初見之時。惟有灸法。可以起死回生。次則吊之。至于用藥。惟有分別陰陽。各依所見之經絡而疏之。

當心發毒 又 圖三

不論大小。俱包危。急解心經火毒。尤以護心為急。佐以壯水之藥。

腰湾發毒 又 圖乙三

不論大小。俱危。此毒不能高聳成膿。即宜刺破。壯水而托毒。如其陽虛。宜投八味。

少腹結毒 〻 ヲ二四

少腹屬厥陰肝。而自毛際直上。又任脉所絡。毒結于中行者。不宜用吊藥。結于左右者。以吊藥放膏藥上。挑破貼之。

陽池發毒 〻 ヲ二五

手背灣之毒。發于三焦。治宜分別陰陽。初起時。急用移法。若開刀切勿傷筋。膿出之後。陰血大傷。總以滋陰養血為主。

一肢紅腫 〻 ヲ二六

或手或足。腫而不紅者。脾氣不運也。如腫而紅。先以溼紙貼上。審

少腹結毒　陽池發毒　一肢紅腫　陽球結毒　膝灣結毒　毒發三陰交

其先乾之處。刺出毒血。毒血既出。雖成腫毒而勢輕。

陽毬結毒 又 第二七

既屬于肝。又腎之關也。宜疏肝解毒。如潰爛皮脫。紅蓼葉焙乾為末敷之。

滕灣結毒 又 第二八

治宜分别陰陽。初起之時。急宜移之。如不效。多成殘疾。此膀胱經之毒。焠至陰穴。總忌任用寒涼。而不疏通其氣血。

毒發三陰交 又 第二九

穴在足外踝上三寸。乃脾肝腎三陰筋脉交會之處。毒發于此。不治。如痛深徹骨。姑用附骨疽治法。急為疏散其風邪。

足腕發毒　一百三十

此肝經所發。急宜移之。焠大敦穴。其勢輕者。見左用柴胡。見右用升麻。此毒之疏法也。初起可消。毒既成。以壯水為主。

大趾發毒　百三一

此厥陰肝經之所發。必見渴症。其色赤者。急用隔蒜灸法。服活命飲。如色黯脉虛。大補氣血。庶幾可治。

湧泉發毒　百三二

湧泉屬腎。毒發于此。險中帶逆。急須挑破。填入瞇神丹藥。須蕩滌

足腕發毒　大趾發毒　湧泉發毒　毒腫不潰　痘毒不斂

令腎毒出自二陰。舌黑顴黑者死。水不足以制火也。

毒腫不潰 又 ヲ三三

毒雖腫起。色不甚紅。久而不退。或曰誤用寒涼。以致氷伏。或曰氣血兩虛。不能化毒。治以托裡藥中加肉桂鹿角膠甲片角刺。使出于外。則生。或切附子厚三分放腫上。加唾附上。以艾灸之。

疽毒不斂 又 す三の

毒已潰膿。久不收結。脾氣之虛也。無論陰毒陽毒。此際總宜補胃。佐以蒸鵝汁。解其未盡之蘊毒。外用醋化牛膠塗之。乃以胡椒陳半夏末收之。眼如針孔者難治。脉洪散者不治。唇若塗硃者不治。

其膏藥切忌寒凉。若在下部。尤當責之陽虛。忌用凉觧。

膿潰及痛 又 丁三廿

痛者氣血凝滯所致。治法各隨虛寔。若膿已潰而仍痛。此氣血之虛也。宜議神飲主之。加重血藥。蓋治癰毒之生。活血重于行氣。至成膿而後。補血重于補氣。胃氣壯而肝血充。自然膿乾而愈。其膏藥須用溫熱。令血氣流通。下利者死。身重者死。

毒潰治硬 又 丁三六

治曰見風而硬。治以活血補血托毒。薰散其風。膿水未盡。勿斂。

毒潰流水及臭膿 又 丁三七

膿潰及痛 毒潰治硬 毒潰流水及臭膿 多骨 痘毒成管

毒潰無膿、但流清水。元氣虛脱、難治。流臭膿者、氣血已敗、不治。

多骨 又 ヲ三八

開刀口小、以致膿水結為多骨。必須去其多骨。内則解毒托裡、外用生肌藥以収之。莫如大昇藥為良。

疽毒成管 又 ヲ三九

疽毒已潰、藥中須加槐米牡礪石决明等、早為消管計。如曰開刀口小、膿水凝滯、以致成管。清水常流、不能收口者、治以頤正氣為主。用蜣螂白丁香加射少許、黑棗肉打成藥線、入管以消之。如脉弱而嘔、法當溫補脾胃。

毒發不已　又

陽毒不發于要害處活血清火而自愈如發而不已者每日食肉所致宜禁之外以黃牛糞晒干火內煨黑菜油調塗紅而腫者用赤豆水浸研爛圍之

痘疱　又

小者為毒大者為疱曰部位以別經絡曰虛寔而別死生其可治者總由高腫切忌苦寒之數藥先宜活血通經佐以風藥以散經絡之蘊熱如太陽經加羌活防風陽明經加升麻乾葛少陽經加柴胡少陰經加木通太陰經加防風厥陰經加柴胡如不能攻惟以攻

托為主。毒得外出。則生也。

瘑毒作痒ヌ　ヨの二

毒至収成而痒。氣血之和也。然白而痒者。血虛宜補。赤而痒者。血熱宜清〻熱兼與壯水。又為清熱之心法。

流注ヌ　ヨの三

疽出稠密。平塌破損。本屬死症。以脾強能食。毒滯經絡。尋路而出于關節之間。其形似雌毒。成串而生。藥宜疏通經絡。固元氣而兼散其風。另搗刦寄奴汁冲酒服之。初起時可用竹刀剖烏背鯽魚肉同洋糖搗爛。已成者。藥内加山羊角。

肺癰

痘疹之後。火壅于肺。血為之凝。故有此症。初起之時。面紅鼻燥咳頻。胸前皮膚甲錯。心背應痛而脹滿。右手上伸。眉縐而痛者。初起宜瀉肺實。極力開提攻下。無不愈者。如口吐痰帶腥氣者。內癰已潰。如探噎不噎。膿從口出。肺爛不治。顴紅音啞者不治。

大腸癰

痘後臍之上下。隱隱作痛。按之難禁。或便下有膿血者是也。須解大腸火毒。兼與排膿。若氣血虛。仍當以温補為主。

小腸癰

肺癰　大腸癰　小腸癰　肝癰　發癰　疹後發毒

痘後小腹飽脹。小便赤結。其脚不能伸直者。以鱉血沖涯服如小便見膿血。兼與排膿益母汁主之。此與前症。驚則腸斷而死。

肝瘡 ヨの七

凡瘡毒内生。其外皮膚甲錯。痘後左脇下隱隱作痛。眼目黄赤。脾困多睡。此曰瘀血凝滯于肝。而成。治清肝熱。兼疏肝血。

發癮 痘後瘑疥癮疹 ヨの八

隱隱成疙瘩。抓搔更痒者。急宜解毒散風。外以蜆子水洗之。遲之則泄[溼]。久而不愈則為癩。

疹後發毒 疹 ヨの九

疹退之後○餘熱未盡○發為瘡毒○肢節疼痛○治宜微汗微利○

火珠 痘後瘡疹癬疥 ヨ卆

痘後每一毛孔中○見一水紅小泡○此肺經之火○衝激而出○于皮毛也○涼血散火以治之○

水珠 又 ヨ互

痘後毛孔中○發出○大如炎天沸子○此曰天寒○表邪未盡○風邪與熱毒鬱于皮毛也○治宜疏肌解毒○

痱

痘風癬 又 ヨ互

瘡則遍身于週身○癬則見于一處○漸而延開○宜以黄芪煎湯洗

火珠 水珠 痘風癬 痘風瘡 疳蝕瘡

之。其痒盛（甚）者用陳年臘猪油傅之。

痘風瘡　又

肺經餘毒未盡。故痘後生疥瘡。但痘後血虧。不宜專任清鮮。宜以四物湯加荆芥蘇葉主之。大忌薰浴。恐乘虛而入于內也。若由四肢入口者不治。

疳蝕瘡　又

此由剥去痘痂。風邪外搏。以致潰爛成瘡。膿汁不乾。更多痛痒。治宜疏解肺經之風毒。如瘡內透筋骨。外達皮膚。不痛不痒。色不變血不出者。內服謙神飲。外以人中白糝之。或綿蛋散亦可。

陽瘡出血　又　[illegible]

疳蝕瘡中血出不止。日漸延開。火在血分。燔灼肌膚。如見肉色紫黑者危。肉色未變者。外敷血蝎（竭）末。內以銀花黑荊芥治之。

血風瘡　又　[illegible]

曰損傷痘痂。外為風襲。淫淫作痛，破而復愈。愈而復破。春至即發。遍身膿泡。以補血藥中合消毒藥治之。更灸風池、曲池、血池、三里穴。則永不發。

痘後頭疼　痘後頭病　[illegible]

十之七八。屬于血虛。治以補血為主。而亦有鼻流清涕。眉稜骨酸

陽瘡出血　血風瘡　痘後頭疼　頭腫目閉　目如烟燻　目肥腫

宜用表藥之症。

頭腫目閉　瘥後目病　目廿八

此非痘毒。乃上焦之風熱也。散其上焦之風熱。腫消而目自開。

目如烟燻　又　目廿九

白珠色如烟燻者。心火上炎于肺也。火無水制。是以上炎。治宜滋陰降火。燥火去而色自鮮矣。時以熱水灌(濯)是亦佳。

目胞腫　又　目三十

胞腫而目不開。如無淚者。不得混作肝火治。如上胞獨腫。則為膀胱火盛之症。下胞獨腫。治其溫(濕)熱。則腫消。病在陽明也。

目久不開　目之一

目屬肝目胞屬脾十二朝開眼之期也過期不開而不腫者肝火乘脾防其損目宜養血而清肝脾之火外以羚羊角磨水塗之如胞上硬腫未脫以蜜水潤其腫則目自開矣

目痛　目之二

痛以無定者為虛有定者為實其虛者以養血為主稍佐以風藥其實者因肝經毒氣未盡大便閉者宜下之仍以養血為主佐以活血解毒散風之藥痘後風生于火兼治其火火去而風亦息忌酒椒辛辣及鷄鴨蛋并沐浴

目久不開　目痛　目赤　目紅　羞明

目赤 又

眦白屬肺。肝火注肺則赤。其赤甚者。養血而清肝肺之火。兼與活血。又宜審其赤之所自起。從內眥起屬小腸。從銳眥起屬胆。從上而下屬膀胱。從下而上屬陽明。總之清火之法。稍兼疏散。勿用寒涼。疏散太過。尚可補益。寒涼悞投。必致損目。

目紅 又

深紅為赤。淺赤為紅。此虛寔之過分也。微紅為虛火。尤以養肝血為主。更滋腎水以退之。紅而不痛不澁。無淚無眵。皆作虛治。忌汗利。

羞明 又

羞明之症。暗處仍開。此心熱也。發痒者屬風居多。不發痒者屬虛居多。揔之治目之法。養血乃是正治。風火只宜兼治。目得血而能視。千古不易之旨也。惟目痡積多眵起膜者。宜調脾清熱。

內障

視物不明。非曰障蔽者。腎陰虧損。急救腎陰。如見烏黃青綠色者不治。揔之治目之法。火炎于上者。宜散不宜升。陰虛于下者。宜補不宜泄。外障須用点藥。內障只可內治。

悪見日光

此與羞明症有靜躁之別。其面無神。其肢厥冷。其脉沉微。陽氣將

內障　悪見日光　筋膜　外障

脱。危。死中求活。急用參附五味以救陽。

筋膜又　目六八

此以紅者而言。所見之處。亦須審其所屬。赤脉屬心。瞳子屬腎。白珠屬肺。烏輪屬肝。太陽為上綱。陽明為下綱。審其所屬。各以損神飲加減治之。外以珍珠琥珀研細、水飛点之。其餘寒涼点藥。一切忌用。盖翳膜之生。由于風熱內藴。宜散不宜涼也。

外障又　目六九

肝經熱盛。一朝開眼而紅障已滿。無從審所自起者。不論障之厚薄。但審紅色之死活。分別可治不可治。其可治者。損神飲主之。但

得血活毒散。風消痰去。其目自愈。如外障入于内者難治。若蕪蓬

頭者不治。

白障　又

眼生白障。亦以白色之死活。分別可治不可治。此症不宜涼解。然以養血為主。而其内出之風。總宜解散。蓋目之有障。如天之有雲。〻得風而自散也。尺脉虚者。以八味丸加牛膝五味子導火下行。

目流膿血　又

内眥膿血淋漓。或如胆汁。此心肝兩經之火毒在于血分。涼血清火以治之。

白障　目流膿血　瞳子散大　血貫瞳子　目陷

瞳子散大　又　其二

痘至血化成漿以後。血虛陰弱。又或食辛耗其腎氣。以致散大。未至全然不見者。急宜補精益血。以収肝腎耗散之氣。忌汗忌和。

血貫瞳子　又　其三

白睛為外物所傷。雖見血色。活血行氣。自可漸愈。如水不勝火。血脉一條貫入者。一歲死。二條貫入者。二歲死。

目陷　又　其四

餘毒睞於入肝。目睛内陷。無論有障無障。其能食者成廢人。不能食者十七日死。

蟹珠 又 五十五

星起如蟹珠者〇揔以珠之死活〇分別可治不可治〇其可治者〇以疏肝氣爲主〇如但起星〇則養血而佐以退星之藥〇

胬肉 又 五十六

從内背起者〇寔症居多〇從鋭背起者，虚症居多〇

眼珠突出 又 五十七

肝火上冲肺氣上冲湧〇以致眼珠突出眶外者〇宜大清肝肺二經之火〇兼潤二經之燥〇加枳殼以行滯氣〇如因食毒物而致者〇以威靈仙〻靈脾治之〇

蟹珠 胬肉 眼珠突出 風門穿破 淚最珠 誤損

風門穿破 又 第七十八

風門在黑珠上與白珠交界處如指甲稍狀流出清水者此肝經毒火衝激也損目

淚褁珠 又 第七十九

胞腫珠紅淚褁珠上者此風也凡紅腫而淚少者養血而佐以清火此症治法養血而佐以治風

誤損 又 第八十

誤損而血出紅腫者用紫降香為極細末酒調塗眼皮上內服養血活血法藥加紫荊皮如血出不止以金毛狗脊上毛封之

風生粟米　又　〣八一

眼皮翻出。上生細瘰。形如粟米。其硬者屬于風火。治其風火兼與養血。另用灯心擦破紅瘰。塗以京墨。其軟者。屬于虛風。重與補虛。兼用風藥。不宜擦破。

上胞下垂　又　〣八二

不紅不腫。上胞漸漸下垂者。此中氣下陷。宜補中氣而兼升其清氣。

眼沿爛　又　〣八三

眼沿皮赤爛。痛痒多淚者。用薄荷荆芥赤芍當歸蟬蛻秦皮等治

風生粟米　上胞下垂　眼沿爛　痘班入眼　雀目　骨散

之。此風濕所致。血滯生虫。宜于目眶外刺令出血。覆盆子葉嚼汁。將黑紗蒙眼上。滴点眼下。引出細虫。或研爛蛔虫汁点之。

痘班入眼ㄨ　日八の

在白珠上者。久而自去。在黑珠上者。宜清肝火兼與壯水。

雀目ㄨ　日八古

晝能視而夜不見。此尤肝血之虛也。宜養肝血。更灸手大指甲後一寸内廉横紋頭白肉際。灶如小麦大。忌用點藥。

骨敗瘧後諸病　日八八

髓後天柱不起者。半年之内。卒然而死。急為大補腎氣。

山根紅點 又

痘發毒内攻胃爛不治

涕流不止 痘後諸病

凡痘變壞涕自流出不止者乃肺絶之症

鼻痒 又

此肺熱未除之症如靨不盡脫防生肺癰急與清解剝神飲主之

硬痂塞鼻 收靨

鼻孔硬痂久塞而氣不通能令火閉發為喘急宜以蜜潤而以針撥其孔挖以潤肺之藥

涕流症

山根紅點 鼻痒 硬痂塞鼻 烏飯沾唇 唇不蓋齒 唇皮不淨

烏飯沾唇 痘後齊病 又九一

環口青色。一線圍定者。肝木剋脾。不食而死。如青色散漫。大便未瀉者。補脾瀉肝以治之。補八分。瀉二分。甚者兼宜益火。

唇不蓋齒 又九二

此症主生牙疳。急宜敗毒涼血。或曰氣血兩虛。不能潤養督任二脉者。又須補益氣血。參別症以治之。

唇皮不淨 又九三

痘後唇色如常。乃毒盡之驗。如黑黯不脫。或深紅。或有爛處。皆陽明燥火未盡。變症百出。專宜清解潤燥。以淨為度。

口織未除 ㄱ 日九〇

膿成痂結。口織不除。此胃經之火。謹防即發牙疳。宜以顚神主飲加減治之。臭如爛肉不治。

口張流涎 ㄱ 日九ㅂ

脾氣將敗。尚能食者。治以譿神飲，不食者不治。如口不張。以生鹿

葡
末治之。

喉瘖 痘後喉瘡 日九ㅅ

痘後潮熱。咽喉腫痛而爛者。治以豐神飲。更用真熊胆薄荷葉山苙根人中白為末吹之。如虛火上升。或作或止者。六十日死。

口織未除 口張流涎 喉瘖 牙疳 走馬牙疳

牙疳 痘後餘病 百九七

口穢齦爛。此牙疳也。急清陽明之火。甘露飲主之。先含後服。另用苦茶黃連薄荷湯。以新筆洗去爛肉。用白馬蹄末加食鹽糁之。不能食者。瀉膿血者。環口青者。腹脹痛者。疳瘡乾黑者。舌白到唇者。臭如屍氣者。山根見紅点者。皆死。

走馬牙疳 又 百九八

日爛一分。色如乾醬而臭者。齒牙落盡。穿腮落鼻而死。如稍有黃膿白水。猶為可治。方用蜜佗僧、冰片、射香各五分。硼砂二錢。辰砂雄黃各一錢。蟾酥二分半。研細敷上。可以取骨去腐。白馬蹄末亦良。藥宜否神飲去白朮。収摂腎經之虚火。濃煎冷服。

牙宣　又　　弓九九

牙中出血不已。乃陽明之火。頤神飲主之。先含後服。更加薄荷以散其鬱熱。如腎水虚而尺脉弱。以羌活二錢。細辛八分。石羔三錢。附子一錢治之。

牙落　又　　弓

曰牙疳而落者。上屬胃。下屬大腸。雖危可救。如不曰牙疳而落數枚者。此腎敗之症。姑以大劑人參熟地進之。

舌白到唇　痘後舌病　　弓一

牙宣　牙落　舌白到唇　美舌　舒舌　舌爛

唇舌如霜者。胃爛之症。即日死。

美舌　又　う二

舌出而以手美之。此心經之餘熱未除。以犀角地黃山梔木通等治之。

舒舌　又　う三

舌出長而収緩者。乃心脾之虛熱。治宜溫補。益神飲主之。若出短而収急者。毒氣攻心。危。

舌爛　又　う四

心經之火。尚未全除。能食者。離神飲加減治之。外以青黛人中白

牛黄氷片糁之而愈亦有陰虚發熱虚火上炎之症不可不知

舌上生疳

此心胃之火其爛處見白色日漸延開治宜清涼而兼辛散宜用黑山梔吹藥同上

赤白口瘡　痘後口病

口内生瘡微微凸起者赤者名為赤口瘡白者名為白口瘡熱在心肺二經治宜清火潤燥如小便閉宜清小腸之熱如投涼藥而不應其脉寸強尺弱者虚火上炎宜冷服附子理中以反治

疹後口瘡　疹

舌上生疳　赤白口瘡　疹後口瘡　舌戰　多食　倏飢倏飽

滿口細瘡。白如粞粒者。治宜消毒。兼與散火。若用寒涼之劑。必逼
餘毒內攻。滿口如霜而死。口無穢氣者。姑令理中湯涼服。

舌戰　痘後舌病　三八

舌動不止。形氣倦怠。治宜補脾。由脾之大絡。繫舌本故也。

多食　痘後飲食　三九

痘後胃口宜開。然食畢即飢。或所食加倍。乃胃火太盛。防其發癰。
宜即清之。以平為度。如身熱而繞臍泛疤者。六十日死。

倏飢倏飽　又　四十

此陽明之火。不作虛治。如飢不欲食。乃厥陰虛寒之症。如能食易飢。

不長肌肉。乃是胃陰有餘。脾陰不足之症。

痘後不食　又　ヨ二

漿雖成而毒火尚熾。悞用歛藥。濁氣填塞于胃。其症或身熱。泛疤赤。或啓皮未淨。治宜清胃寬中理氣。若係胃虛胃寒之症。宜健脾開胃。

疹後不食　之　ヨ三

疹未發出時。心口多悶而不食。疹已出而不食者。仍宜枳殼桔梗開提肺氣。毒透盡而胃氣舒。自然能食。如兼他症。更審其因。

嗜飲酒　又　ヨ三

痘後不食　疹後不食　嗜飲酒　嚼空　呵欠不止　食填太陰

痘後飲酒。本與山獸肉獖猪肉無鱗魚鷄鴨蛋烏腊酸辣等物同忌。乃有嗜酒過常無害者。不可不知。

嚼空　又　三一〇

收靨之後。口中無物而空嚼。宜清脾經之火。涼其津液以治之。不止者。死。口動而言語無聲者。死。

呵欠不止　痘後雜病　三一七

陽引而上。陰引而下。故多呵欠。見于痘前。只是肝經風熱。見于痘後。神疲而色瘁者。危。

食填太陰　又　三一八

食填上脘阻塞氣道。以致口不能言。手足不能運動。或搐搦口張氣急。而胸前脹滿者。急用探吐法。藥宜用消法。

疹後痰渴譫語 又 方七

疹盛傷陰。以致痰涎湧盛。譫語發渴。治宜救陰。佐以白虎益元之屬。若用消毒踈散之藥。則危。

涕嗹稠密粘 又 方八

咯嗹痰涎稠密粘。或有膿血夾雜者。此肺受火邪。津液凝滯之故。治宜散火以清肺。行氣以化痰。勿用大涼之劑。

疹曰醋啞疹 方一九

疹後痰渴譫語 涕嗹稠粘 疹曰醋啞 吐黃水 疹後嗽血 嗽血

痧出忌聞醋氣。曰其歛肺而毒難透也。如悮聞醋氣。或悞食醋。以致聲音啞。猝煩悶不寧者。急用蝦數斤。搗爛煎湯。熏其鼻孔。并飲蝦湯。即愈。

吐黄水　痘後雜病　百廿

肚疼者死。真元之氣已洩也。不疼者可治。

痧後嗽血　痧　百廿一

痧症多咳嗽。火盛于肺也。痧後仍嗽。清肺潤肺而自愈。如胸高喘急。連聲不斷者。兼用人参麥冬。如血出而嗆食者。不治。

嗽血　痘後雜病　百廿二

餘毒欝于肺。宜以桔梗阿膠牛蒡川貝甘草人乳茅根等治之。

咳嗽　之三

痘後咳嗽。得之外感者多。如其心火不降。肺金受制。治宜導其心火。潤其肺燥。如無感症。右寸脉虛而無痰者。屬于肺虛。宜以生蒸桂枝白芍炙草米糖姜棗。補其中氣

吐瀉並作　之三

痘初出時。升提發散。引毒達表。十之七八。吐瀉自止。其有宜用溫補者。不過十之一二。至于痘後。十之八九。治宜溫補脾胃。以杜喘脹之患。

喉痹痧疹　百二十五

痧後餘火不清。發為喉痹腫脹。急宜探吐出痰。以解其急。次用薄荷荆芥以散之。元參生地以潤之。此心與三焦之火也。或刺兩大指甲縫邊出血。亦妙。先取病人兩臂。捋十數次。使血聚大指。以髮扎住。

失音　瘧後雜病　百二十六

症至十四朝。乃咽喉閉。三陰之脉。連舌循喉。陽邪搏之則失音。蓋水嗆者危。若咽喉不痛。足心發熱者。由于下焦陰虛。須壯水以救其本。如曰中氣大虛者。重用芪术而聲自出。

耳反熱　又　百二十七

時至結釁。腎陰衰而肝火無制。耳及大熱。此殊腎之凶兆。急補腎陰。兼宜納氣。

惡聞人聲　方二八

身熱餂食者。胃經之熱。宜清胃火。如神躁而不安。痂色淡白。真元將脫。危。姑以人參龍骨牡蠣進之。急救其陽。

聞鑼　又　方二九

百會穴大痘一点。先見紫滯。若不挑破。并焠湧泉穴。其後諸痘俱收。此点色黄紫黑乾陷不脫。百日之內聞鑼即死。由肝臟減魂。金聲剋木。則魂從泥丸宮而出也。

惡聞人声　聞鑼　陰囊曰　心痛　心煩不寐　怔忡

心痛 又 方卅

餘毒乘于心胞。故見此症。宜以乳香為君。加欝金甘草歸身白当

沒藥治之。面見紅点者死。指甲青者死。

心煩不寐 又 方三一

心為血主。血去而心虛者。治宜專補心血。凉飲黑荳湯以復陰氣。

如身熱神躁。痂焦便閉者。乃火擾而胃陰枯也。治宜清潤。

怔忡 又 方三二

怔者。心如搖鈴。宜補心血。加赤石脂以定之。忡則虛氣自下沖上。

宜補心血。而以五味子磁石納氣歸腎。時作時止者。兼宜清火消痰

腸痛〆　方三三

若餘毒在肝。陰陽二氣不能升降者。宜以升柴提之。兼清其火。若只一邊作痛。左治肝燥。右治肺燥。痛甚而面見紅点者死。

腹痛唇白〆　方三四

元氣已竭。死症也。如蛔結而口吐涎沫者。以烏梅川椒湯治之。如唇有白屑。曰飢而痛者。乃是寸白虫。亦宜治虫。

腹痛啼叫〆　方三五

漿清皮薄而難脫。肺毒未鮮。急宜清肺潤燥。以治其源。蓋痘後怪症。大半由于肺也。如忽啼叫氣絕。心尚猶熱者。急濃煎黄芩和梨

腸痛　腹痛唇白　腹痛啼叫　腹脹腸鳴　腸突　小腹脹滿

汁以救之。

腹脹腸鳴 又 方三六

肺為氣主。肺濁則氣壅。宜以黃芩阿膠清肺熱。潤肺燥。氣行而壅自通矣。如腸鳴飧泄。乃是風木侮土。宜治其風。不作中虛論。

腸突 又 方三七

小腸從臍中突出。長至四五寸者。其症必見腸腹脹啼叫。此由餘熱在肺。肺氣壅塞也。急以黃芩阿膠清肺潤肺之藥。投以大劑。日夜連服。

小腹脹滿 又 方三八

水道不利。是以脹滿。其源由于肺氣不清。宜用黄芩阿膠以清其源。用桑皮桔梗以疏提肺氣。勿但進以利水藥。

遺溺　又　百三九

疤痕淡白者。肺虚之症。如膀胱虚寒。不能約束者。急補腎陽。

血淋　又　百四十

溺血而痛。膀胱之熱猶未解也。小畜飲加减治之。一帖不應。急清肺金。忌汗藥及補氣藥。小腹滿。溺不出而痛甚。虚者死。實者通其後陰。

溺如米泔　又　百四十

脾胃濕熱之氣。移于膀胱。是以清濁不分。宜以梔子黃芩赤茯苓甘草梢等味。清火利水以治之。如初出色赤。漸變白色者，亦宜利濕。毋令成泔。如中氣不足。又宜先補中氣。

陰囊腫爛 又 うの二

熱毒流入小腸。治宜小畜飲。亦有肝經之熱下注者。震神飲主之。外用野白蘇葉為末糝之。

卵腫 又 うの三

毒留于肝。以乾菊鬱金等味治之。灸大敦穴。如悞投黃連知栢。必濕熱鬱于肝經。則卵脹而死。

瀉黑水 ヌ うのの

此腎虛之症。未可與漿前之瀉同作熱毒治也。八味丸料主之。

瀉膿血 ヌ うの五

痘非倒靨。因素嗜煎炒。積熱在內。故見此症。名為滯下。切忌止澁。宜用和血行氣之藥。兼用阿膠銀花以治肺而解毒。

疹後泄瀉 疹 うの六

疹出泄瀉。須分前後。疹後身熱未除者。多因熱入大腸。宜升散而利小便。悞投燥澁。喘急腹脹而死。如其身凉滑瀉。脉則寸虽尺弱。此乃上熱下寒之症。以否神飲治之。然不变驚而死。

瀉黑水 瀉膿血 疹後泄瀉 痘後便閉 完穀不化 邪熱不殺穀 肛門肉斤

痘後便閉　痘後雜病　三〇七

結痂之後〇遇有便閉内熱等症〇須當鮮利〇勿使餘毒變生他症〇

完穀不化　又　三〇八

疤痕淡〇唇淡〇身不熱者〇症屬脾氣虛寒〇治宜補火以生土〇手足發厥者死〇

邪熱不殺穀　又　三〇九

火性急躁〇不及變化〇其症必身熱唇燥〇宜滋腎水〇禁用健脾藥〇

肛門肉片　又　三十

痘後肛門之旁〇生出肉片〇上有細小仡瘰〇數月不愈者〇此大腸餘

毒未盡○以大黄槐米甘草煎湯洗之○

垂莖　又　方廿

玉莖長垂六七寸○明亮如灯籠○小水不行○此由餘熱在肺　氣壅塞也○治同腸突○

陰痒　疹　方廿一

婦人疹出初愈○即犯房事○熱火下陷○陰中痒不可當○此非陰中有虫也○治宜引金伐木○以生苡為君○柴胡甘草為佐○加防風以治之○

黄腫　痘後雜病　方廿二

痘後遍體黄腫○腹脹壯熱溺赤者○此脾胃濕熱○素有積滯而兼餘

垂莖　陰痒　黄腫　身腫　水腫　肩臂作痛

毒未盡也。

身腫 又 一百五〇

風湿之氣。乘虛而入。面目虛浮。四肢腫滿者。此屬于肺。宜以汗解。兼用五皮湯加桂枝。如疹後浮腫。乃脾家之湿火。亦宜汗之。

水腫 又 一百五四

腹脹如鼓。目胞微腫。此因脾胃素虛。飲水太多之所致。健脾利水以消之。如不應。宜補腎陽。水得火化。出自二陰。其腫漸減矣。

肩臂作痛 又 一百五六

毒留于肺。則氣滯不能敷佈。宜用桂枝桑寄生木通桑皮崃身片子姜黃等味。疏通肺氣。庶免發毒。

骨節痛 ㄡ 三百七

痘後骨節酸痛。血虛氣滯。兼有外感。宜于活血補血藥中。加羌通經絡之藥。

兩臂獨腫 ㄡ 三百八

治法當運肺氣。見風症者。兼理其風。用桑葉洗法。蓋痘後表虛風最易入也。腫而不能舉者。藥内重用天虫。兼宜清肺潤肺。

手足麻木 ㄡ 三百九

雜症麻木。多是風痰。痘後麻木不仁。乃陽虛也。宜治以參附。

骨節痛　兩臂獨腫　手足麻木　揚手擲足　手足屈伸艱苦　拘攣　腿腫如瓠

揚手擲足 又

見于痘前者。乃陽明之火。如見于痘後。乃神明之乱也。不治。

手足屈伸艱苦 又

肝燥不能榮筋。治宜養血壯水。如有表症。重用僵蚕以散之。如無表症。屈伸不利。不知艱苦。乃液脱也。急清肺熱而滋陰。

拘攣 又

手足拘攣。毒蝀于肝之症。朕兆初見。急宜活血凉血以救之。如陽明有火。囙而机関不利者。治宜清胃。兼與清肺潤肺。

腿腫如瓠 又

十五六朝後。腿腫如瓠瓜。或赤或紫。熱毒下流。急清胃火。如皮色不變。宜治其濕。

兩足腫痛　又　主六の

兩腫不在一處。則非發毒可知。且腫痛而不紅。血不榮而氣滯也。活血藥中兼清肺氣。肺氣不壅。而腫痛自愈。

兩腿疼痛　又　主六

痘前見此。多由毒滯肝腎。宜逐毒而出之于外。見于痘後。腎經氣虧。肝經血燥。宜滋養氣血。

坐立戰搖　又　主六六

兩足腫痛　兩腿疼痛　坐立戰搖　僵卧　紫點風　痘後奇痒　赤遊風

痘後氣血兩虛。以謙神飲主之。

僵卧〻　方六七

毒伏于內。身及四肢不能運動者。危。

紫點風〻　方六八

色紅而痒。抓出血而猶痒者。風在血分也。以胡麻為主。佐以荊芥赤芍蘇葉丹皮等味。

痘後奇痒〻　方六九

週身痒不可忍。必得湯泡而後定。四肢強直者。發痰而死。

赤遊風〻　方七十

痘後飲食不禁煎炒辛辣等味。致遍身赤腫。治宜凉血。以痘後之瘡毒。大半宜治血分也。

脾疳　又　方之一

痘後身熱肚大面黃。此飲食傷脾之故。宜養正氣而兼消食。更宜拔其百會穴之髮五根。或用六月雪塡入雞肝蒸服。亦效。

疳癆　又　方之二

痘後唇赤面白。肌瘦皮枯。潮熱往來。能食易化者。亦由飲食傷脾。宜健脾消積。虛為本而積為標。慎勿但攻其積。

痧疳　又　方之三

脾疳　疳癆　痧疳　傷食　勞擾

餘熱不退。漸而瘦削。髮枯皮燥。此由肺火過鬱。煎熬陰血。宜潤肺養陰。清熱。除痼。肢厥瘈瘲者。難治。

傷食　又　三七〇

傷食之症。聞食則臭而惡食。胸膈痞塞。頭疼發熱。似傷寒而身不痛。無論前後。先宜消食。不可遽下。但症後元氣已虛。用消法。又須參用借補法。枳寔與白朮同用。

勞擾　又　三七九

症後元氣未復。總宜靜養。如男婦不知節勞。小兒多令歡笑。往往成病。治法宜養脾陰。勞動傷力。多笑傷心。不可不慎。

慢脾風 又 方七六

大吐漕瀉。面青。唇眼俱動。手足府搐者。危急。以草神飲。加陳皮木香乾姜進之。另煅白狗屎骨為末服之。忌利小便。

痘後汗渴 又 方七七

兩症俱見。餘毒在心之症。其身熱者。于清心藥中。配用欝金甘草。引出心經之毒。如不渴而汗出過多。防其血脫。

疹後汗渴 疹 方七八

疹子太盛。必傷陰血。陰虛陽盛。是以多汗而渴。治法宜清心肺之火。兼與潤燥而培陰。忌利水。忌飲汗。

慢脾風 痘後汗渴 疹後汗渴 津脫 盜汗而渴 皆險

津脱瘥後雜病　百七九

身熱而汗。治宜散火。勿可斂汗。若身凉而汗。髮潤作喘。津脱而肺絶也。不治。

盗汗而渴又　百八十

睡則有汗。醒則無汗。此陰虚也。虚則引水以自救。渴而不煩。正非火症。治以人参麦冬杏仁紅花黒豆。汗斂而渴自止。知

昏睡又　百八一

便不閉而能食者。脾虚也。如神氣昏迷。乃心經熱甚。宜解毒而凉心血。如不食者。毒踈于腎。危。

睡夢呢喃 乂 十八三

睡中如與人言。多怪誕之事。喚之不醒。治宜安神。若昏悶甚者。先宜開其心竅。次與安神。禁用蘇梗。

恍惚 乂 十八三

痘後神情恍惚。面色淡白。身無主張者。此脫症也。不治。

痂後躁乱 乂 十八〤

痂後毒盡則神清。如見躁乱。餘毒歸心。不治。

痂後斑 乂 十八〤

痂後發斑。餘火之留于血分者。由此而洩。治宜消斑。若其斑多爛。

睡夢呢喃 恍惚 痂後躁乱 痂後斑 死血斑 痂後大熱 餘熱不退

以六一散糁之。大便膿血臭穢者。胃爛。不治。

死血斑 又 方八六

疹後紫班見于兩足。决死。陽氣絶而陰血凝。悮用寒凉之過也。

痂後大熱 又 方八七

痘痂已落。忽發大熱。或感風寒。或將發毒。俱為大險之症。

餘熱不退 又 方八八

痘薄痂白。餘熱雖微。日夜不退。或退而復作者。百日亦死。急服讝神飲。如面赤唇裂。六脈俱虛。乃亦渴似火。否神飲主之。譫語昏沉。疤色不白者。尚屬陽明實症。宜清之。

疹後餘熱 疹 百八九

疹盛傷陰。餘熱不退。但用阿膠、黄芩、人中黄、生地。補陰津。清餘熱。其身自凉。若兼煩渴嘔吐之症。又宜解散肺胃。

潮熱 痘後雜病 百九十

每日申酉戌時發熱。餘時不熱。脉虚弱者。乃陰虚之症。發時面赤譫語。亦屬虚火。不作胃實論。六味丸料主之。下痢發喘者危。

痘後寒熱 又 百九一

寒熱往来。結痂之後。虚症居多。若發止每日有時。當作瘧論。分別晝夜。而以補氣補血之藥主之。

疹後餘熱 潮熱 痘後寒熱 發寒 中悪 中風

發寒　又　方九二

陽氣大損毒火內熱欝者危如身熱惡寒傷於外感宜微表其汗與發寒之症大不同也

中惡　又　方九三

遍身青紫手足厥冷口噤流涎或發驚搐此因營衛虛弱忽受不正之氣宜發微汗以解之或作瘾疹而愈若自汗者內竅已閉陽危急用忍冬藤荊芥濃煎服

中風　又　方九四

症後為賊風所吹忽然遍身青黑色口噤涎沫角弓反張手足瘈

瘕者用補氣血藥加消風藥及姜酒取汗如目閉而大小便不禁者危

地風 又 ヲ九ㄖ

疸後湊理未寔好涼悪熱坐卧低湿之處為地風所吹以致遍身青紫肌冷無汗面黑目閉口噤者溫散以治其風湿

冷風 〆 ヲ九ㄥ

或曰暑熱或曰餘毒發熱貪涼坐卧竹簟床欖及青白苧處以致寒氣侵肌四肢肩背厥冷麻木者宜溫經疏散發大熱則愈

冒風早沒疹 ヲ九乂

地風 冷風 冒風早沒 水蓄咳嗽 水蓄發腫 水蓄咽嚨

痧子之出。三隱三見。各以半日為度。如冒風早沒。最為危症。治宜
散其血分之氣。風當崍蘇葉黑荊芥等治之。

水畜咳嗽　痧　ラ九八

痧時飲水過多。多生变症。入于肺為咳嗽。肺得水而浮也。以甜亭
藶洩之。其與別症有別者。為其口吐涎沫。上焦痞滿也。

水蓄發腫　又　ラ九九

痧後水蓄于脾。則下半身發腫。吐而短氣。宜以猪苓洩之。

水蓄嘔噦　又　二ラ

痧後水蓄于胃。則口吐沫。胸下有水聲。以茯苓澤瀉洩之。清胃火

者悞○

水蓄驚怖 又 三十一

疹後水蓄于心○無汗而悸○以木通赤茯苓洩之○用安神藥汁悞○

水蓄溺閉 又 三十二

疹後水蓄于膀胱○小便不利○以車前木通洩之○

水蓄脇痛 又 三十三

疹後水蓄于肝○脇痛而咳嗽○以芫花洩之○養肝血者悞○

痘後疹 又 三十四

餘毒未盡○發而爲疹○此佳兆也○若疹出色紫○宜用清解○如陰虛而

水蓄驚怖 水蓄溺閉 水蓄脇痛 痘後疹 痘後驚 痘後發搐

頭面不起。六味去萸肉主之。陰生陽長之義也。如陽虛而腹痛溏泄。又宜補陽。識標取本。方為高手。

痘後驚 痘後雜病 三七

痂後發驚。真氣虛弱。神無所依。心絕之漸也。危。以謙神飲。加當蛛木香進之。禁用風藥。一帖不愈。姑加龍骨牡蠣。斂其浮散之陽。如疤淡痕白。又宜以養血為主。而佐以安神。

痘後發搐 又 三六

喉中有痰。目直視。面赤。此由心經留熱。熱氣生風。與發驚症有微盛之分。治宜清心瀉肝。痘後見此。小便短少者。不治。

疹後驚搐 又 三七

疹後驚悸搐搦。煩躁昏悶。此陰血衰耗。餘毒入肝而傳于心也。治宜養血安神。兼以清火。因食白菓而致者。甘草姜湯解之。

食蒸發搐 又 三八

痘後多食。胃弱不能勝穀。因而發搐者。其人必潮熱面黄。大便酸臭。秘泄不調。或嘔吐腹痛。先宜消食。次乃調脾。

痘後瘧 又 三九

痘因風畏食而不化。發于食後。消食為主。發于食前。散風為主。亦有因虛而致者。兼補其虛。

疹後驚搐 食蒸發搐 痘後瘧 疹後肌痺 錫皮 狐惑

疹後肌痺疹 三十

肌膚不仁者。曰感風而風邪入絡。其人本陽虛。宜以補虛驅風藥進之。其人本寔。只宜清肺。蓋痿痺總由肺熱傳入各絡也。

錫皮 瘥後新病 三十一

面如錫皮者危。或發熱作痛。則為風寒所襲。宜用汗法。若遍身如錫皮。能食便調者。急為消解。皮脫而愈。

狐惑 又 三十二

唇上生瘡。破爛。好睡。不食。聲啞不定。痘疹之後。均為危症。瘡在上唇。謂之狐。虫食其肛。瘡在下唇。謂之惑。虫食其臟。急宜治虫。外

以艾葉雄黃薫〻其肚肛門便閉者下之更見煩悶失音而死

痘曰浴變　又　ミヨ一三

痘後肌嫩忌浴如曰浴而身熱如火四肢強〻者風湿乘虚而入
急用謹神飲薫散風湿

雄羽　又　ミヨ一リ

落痂之時拾其痂而食之者以人参黄芪山查陳皮加春蘭花治
之

痓　又　ミヨ一め

痓有剛柔之别無汗悪寒能仰不能俯者為剛痓宜從陽治有汗

痘曰浴變　雄羽　痓　瘦脱　辛脱

不惡寒。能俯不能仰者。為柔痓。宜從陰治。若婦人痂後。曰穢而沐。或洗下半身。以致身熱。四肢強直。此濕熱乘虛而入也。忌常用風藥。宜溫散以治之。

瘦脫 又 三百一六

痘後傷食傷風。兩三日內。即見瘦脫者。脾主肌肉。土敗之象也。不治。如漸瘦者。即至皮骨僅存。可以人參河車膏治之。

卒脫 又 三百一七

痘後飲食如常。二便亦調。數月忽後死。其症或先見口吐粘涎。鼻塞。或眼沿赤腫多淚。或大便膿血臭穢。屈足而曲躬。痒痛不已。此

皆毒留臓腑之驗宜早治之

痧後卒死　痧　三十八

飲食如常忽然心腹絞痛一時氣絶心口猶熱者急濃煎黄苓和梨汁以灌之

痘後怪疾　痘後雜病　三十九

痘後怪疾不由痘瘡中来者必先詳問曾服何湯藥喫何飲食有無感冒風寒見何生人作何事務知其所犯乃可即以所犯以治之

痘後行房　之　三十

痧後卒死　痘後怪疾　痘後行房　痘後勞傷

痘後四十九日之内。男子行房。或即脱陽而死。女子行房。或即脱陰而死。此須早為戒飭。如犯之而患急汗出不止者。急煎人参兩兩許。加附子五味子以救之。

痘後勞傷　又　三廿一

丁男痘後。不能節勞。以致身熱肌瘦者。防成癆瘵。治宜大補脾陰。用藥之法。酌其升降。輕重。則藥揔歸于一路。審症之法。别其内外專勲。則治法亦歸一路。如本條之補脾陰。雖大痘後。原與别症之因勞而致者。可以比類。故醫貴于博學也。

痘疹危險録

主方総論

人之一身。不外二氣五行。病之所發。不外五臟六腑。識標而取本。其治乃精。是卷所列。根靈素之奥妙。擷河洛之精微。其于治本之訣。頗有淵源。所以起死回生。把握在手。規模矩既備。神巧寓焉。閱者極深而研幾。當有得于坎離之大用也夫。

乾神飲 扶陽主方

人參二錢 紫肉桂一錢 於朮三錢炒 歸身三錢 炙甘草五分 加煨姜 大棗

陽虛之症。淡滲辛散。皆非所宜。故用參桂以補陽。用朮草固中

主方總論 扶陽主方 脾火主方

乾神飲 坤神飲

氣以培陽。用疎身者。所以為陽之守也。凡痘出兩三朝。神靜身和。面白便清。即使痘見紫色。舌旦黑潤。急服此方。乃免反閉之害。

坤神飲　脾火主方

熟地六錢　大黃刃酒浸　人中黃三錢生研　黑山梔二錢　犀角一錢水磨　甘草二錢

土鬱則奪之。故以大黃為君。人中黃甘草。直達本經。用以為臣。脾火上炎。黑山梔所以散其上炎之火。用以為佐。犀角清脾火之源。兼能透毒。用以為使。此亦無甚奧義。惟熟地一味。庸醫共為詫異。不知脾火獨盛。即為燥土。土既乾燥。即難生物。重用熟地以潤燥。而後復其生物之性。且大下而不傷陰。更足發培于漿之本。

屯神飲　初朝用奪法主方

大黄一兩至二兩酒洗　石羔二兩至四兩　生地二兩　柴胡三錢　木通二錢　青皮五錢去穰　威霊仙　麻黄去節　獨活酒洗　製甲片各錢半　加藍夏布三尺芦根湯代水煎

壯熱腰疼。神昏氣急。稍遲一日即不可救。為其毒火兩盛也。此方破瘀凉血。急救胃爛。開提腎毒。疏通肝欝。表裡彂散。上下分消。使毒火各有出路。庶無内潰之憂。剤大力雄。所以起死。

蒙神飲　閉症主方

初朝用奪法主方　閉症主方　定飛漿主方

屯神飲　蒙神飲　需神飲

羌活（八分酒洗）柴胡（八分）桔梗（八分）牛蒡子（炒研）炙甲片　通草　鬱金　菖蒲　威靈仙　滑石　漏芦（各八分）竹茹　老絲瓜煎湯代水配用取嚏法藥須熱服

閉症在于氣分。故必專用氣分之藥。菖蒲入心。柴胡入肝脾。牛蒡子入肺。羌活入腎。滑石入膀胱。通草入小腸。桔梗入胆。漏芦入胃。甲片威靈仙通行十二經。舉凡經絡間之閉塞。莫不疏通。又用鬱金以運之。使毒得以外達。痘出而諸症自定。時手悞認閉症為悶症。重用大黄。傷其血分。不能疏其氣分。是以無功

需神飲（四）飛漿主方

生地錢五 犀角 羚羊角錢三 連翹錢二 薄荷葉錢一 木通節一錢五分酒炒

絲瓜湯代水

火鬱于肝。則發水泡。見于六七八三朝。火鬱于肺。則起飛紫。見于三四五三朝。連翹薄荷。所以散兩經之鬱火也。用犀角羚羊。所以透頂。用木通節。所以行漿。至用生地以君之。尤得以水制火之訣。

訟神飲 發熱氣急主方

阿膠錢三 枯芩錢三 羚羊角 黑山梔 大黄各錢半 薄荷錢二

發熱氣急。痘出所以必容者。肺為氣主。毒氣盛而散于週身。莫

發熱氣急主方 治疹主方

訟神飲 師神飲

斂約束。故密也。此方以阿膠枯芩清其肺火。薄荷以散之。使出自皮毛。大黃以導之。使降自後陰。山梔以利之。使消自前陰。陽熱不極。則陰血不致消亡。密症可令變稀者。治本之心法也。

師神飲 治疹主方

桔梗 牛蒡炒研 阿膠 蟬蛻去足 枳殼 黑荊芥 羚羊角 人中黃等分 加西河柳葱白 風寒阻遏時值冬春加麻黃 目紅加黃芩 渴甚加石羔 喉痛加元參 衄血加犀角 溏瀉加滑石木通 氣虛病後無力托送稍加人參 血虛倍阿膠加川芎去蟬蛻羚羊

疹為陽症。加起曰其壯熱。純用寒凉遏鬱氣道。則疹毒不能上透。但用疏散。則陽亢又易亾陰。此方以牛蒡蟬蛻開提肺氣。桔梗羚羊透出疹毒。枳殼散上焦之滯。荊芥赤血中之火。人中黄清理陽明。真阿膠滋陰降火。疹雖極重。服此無不收功。

比神飲 溫肌發散

鬱金三錢 當歸五錢 元胡二錢 蘇葉一錢 桂枝一錢 川芎一錢 配用浴法藥須熱服

風寒外襲。氣血遏抑而不行。桂枝蘇葉。既能溫散以解肌。主之以當歸。透之以川芎。血行而頂亦起矣。尤妙在鬱金元胡。能使

溫肌發散 小腸火主方 筋痛主方

比神飲 小畜飲 履神飲

青紫變為紅活。

小畜飲 小腸火主方

滑石 生地各二錢 人中白 枯芩 通草 阿膠 甘草稍各一錢

加黑荳皮一撮

心與小腸相為表裏。心火移熱。治宜清火心。又凡禽獸之有肺者有尿。無肺者無尿。故治小腸之火、又宜治肺。方用滑石通草人中白。直入本經。導之使出。用生地以清心。枯芩阿膠以清肺。和以甘草稍。既能解毒。又不傷其津液矣。

履神飲 莖痛主方

紅花二錢　鉤藤一兩　甘草五錢　羌活二錢酒洗　鬱金二錢　瓜蔞顆五錢研　威靈仙二
加竹茹二兩
週身筋痛。毒火鬱于肝經。不能疏通其鬱。痛不可得而定也。鈎
藤以清肝火。瓜蔞顆以疏肝鬱。羌活靈仙通經絡而定痛。佐以
紅花。活血舒筋。鬱金運動氣血。肝苦急。重用甘草以緩之。活潑
流行。筋痛自定。

泰神飲　三焦火主方

生地一兩　滑石三錢　黑山梔二錢　天虫錢五分酒炒　甘草稍一錢　加竹葉
三焦與心胞相為表裡。重用生地。所以制火之源也。三焦為決

三焦火主方　治痘疹上熱下寒陽浮陰竭　泰神飲　否神飲

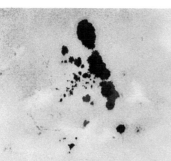

瀆之官。不利小便。火毒無由而出。滑石山梔。所以導火下行也。
和以甘草稍。則毒亦因而去。
　否神飲　治痘疹上熱下寒陽浮陰竭
熟地八錢　焦术三錢乳拌炒　牛膝五錢　製附子六分　五味子四分　配用引法
導火下行。能使無根之焰。一時頓熄者。其得力固在附子熟地。
有水火既濟之功。而惟佐以牛膝。則虛陽更無不伏之處。凡下
寒者多溏泄。白术合附子。不但火土並補。能止其瀉。又以閂其
中氣而連絡上下也。無如數十年來。救偏瑣言一書。甚行于世。
一派庸醫。但以重用大黃石羔為長技。即火毒兩字。尚然無辨。

欲用熟地君然怪異。欲用附子。痛罵隨之。不知上熱下寒。陽氣陰竭之症。業已極其危險。止有此方。可以挽回。若更疑懼而不用。勢必仍用涼解。百投百死。終于不悟。可悲也夫。

同人飲　治疹毒流連

人中黃　黑荊芥　元參　阿膠　枯芩　有痰加川貝

疹出太盛。脾胃兩經之火。燔灼其陰。是以身熱不退。咳嗽不除。疹痕紫滯。其變為疳癆。為肺癰。為牙疳。方用枯芩以清肺。人中黃以清胃。元參阿膠以滋陰。黑荊芥以清血分之火。雖有險症。無不即定。

治疹毒流連　大渴主方　氣血兩虛症極密而難漿主方　同人飲　大有飲　謙神飲

大有飲 大渴主方

熟地五錢 生地五錢 石羔一兩 知母二錢 羚羊角一錢五分

火盛于內。為煩為渴。石羔知母。清胃火以治肺之母。羚羊涼透以鮮熟二地滋陰壯水。又以治渴之本也。若下泄而上渴。則宜以生脉加升麻治之矣。

謙神飲 氣血兩虛痘密衣而難漿主方

熟地六錢酒炒 人參二錢 焦术三錢土炒 欝金二錢 煨姜一錢 大炒白米一撮 隨用黃耆 肉桂 角刺 天虫

氣血兩虛。急須培補脾胃。故用于术。內虛生寒。故用煨姜以煖

之○補氣用人參○不用黃芪者○防其滯也○補血用熟地○不用當歸者○防其散也○如漿未行○宜加鹿茸以催之○

豫神飲　補血主方

熟地八錢酒炒　歸身五錢酒炒　鹿角膠三錢　川芎一錢酒炒　紅花一錢酒炒　人參五分不可多加

加人乳半杯　煨姜五分　大棗一枚

痘必得血以成膿毒火盛而血活者○雖險可救○為其有血也○如見盤淡○痘出即稀○每多變症○故血重于氣○色重于形○乃看痘之綱領○獨是氣可驟生○血難猝補○絮點一見○盤淡○即宜守定此方○須為行漿作地步○血藏于肝○肝血非溫不行○鹿角膠大補肝血○

補血主方　發痘主方　助漿主方

豫神飲　隨神飲　盡神飲

而性溫○芳歸紅地俱用酒炒則生血更加有力○至于用人參○又即陽長陰生之義○重用則陽盛陰消○故不可多○

隨神飲 發痘主方

熟地一兩 元參六錢 羌活錢半 升麻錢半

鎮住腎火○勿使無制○升麻提腎毒○使有出路○既杜未形之患○且培難足之漿○用以發痘于初朝○奇妙絕倫○惟毒火盛而勢急者勿用○

蠱神飲 倒靨主方

熟地八錢 當歸五錢 鬱金五錢 製甲片二錢 天虫二錢酒炒研 麻黃三分酒炒

治倒靨而君熟地者。所以填塞腎宮。不令痳入也。其凝滯于肌肉之間者。當痳鬱金。有以運動其氣血。甲片天虫。因而攻毒以為佐。酒炒麻黃。因而領毒達表以為使。服此制而靨下或焮。戕出贈痘。或餘痘腫貫珠結。即是生机。

臨神飲　疱母主方

生地二兩　瓜蔞頭半個研　蒂子　羚羊角四錢　紅花二錢　茯苓皮三錢　甘草三錢　夏枯草煎湯代水　紫疱加青皮八錢　白疱加石羔八錢

肝火過鬱。水不能制。則衝突而為水疱。肝苦急。瀉其肝者緩其

疱母主方　治上部[illegible]下藥

臨神飲　覩神飲

中。故重用瓜蔞甘草。肺火曰鬱而衝突。津液隨之。注于皮膚。亦發水泡。故其色白。肺苦燥。瓜蔞亦最潤燥。生地壯水以制陽。羚羊涼透而起頂。茯苓皮利去皮膚之水。連服二劑。泡不復作。所以起死。

觀神飲 治上部灰白不榮

人參二錢 鹿茸一錢酒炙 川芎一錢酒炒 蝀身五錢 熟地六錢酒炒 官桂一錢

心為血主。上部灰白。血不榮也。蝀身熟地以主之。鹿茸川芎以達之。氣為血主。人參補氣以生血。所以佐鹿茸川芎之力也。灰白之色。内虛生寒。不但補益氣血。又須補火。此用桂之義。如赤暄夏炎用藥之法。氣曰時異。宜去芎桂而加升麻。

嗌嗑飲　四心泛白主方

甘草一兩　嫩黃芪二錢生用　製甲片三錢用酒上者　白芷三錢　歸身五錢　白馬蹄屑三錢

芦根湯代水

凡救危險之症。用藥不宜多。分兩不宜輕。陽明之悍氣重用甘草以緩之。生芪補氣。歸身活血。以氣血為主宰。領毒上運、達甲片白芷。得白馬蹄屑以佐之。能使面部迅速成漿。

賁神飲　血鬱主方

黑荊芥二錢　蝀身二錢　鬱金一錢五分　大黃三錢酒炒　桔梗一錢　蘇葉八分　麻黃

四心泛白主方　血鬱主方　泣惺膈主方

嗌嗑飲　賁神飲　剎神飲

三分酒炒

火欝則發。先動其風者。汗之也。紫身蘇葉。同入血分以汗之。黑荆芥能散血中之火。桔梗欝金。開提其欝。更借麻黃以達表。白黶之瘡。自可轉為紅活矣。火欝于內。毒防內潰。更用酒炒大黃。蕩滌血中之火毒。所以杜其稠密之患。

剋神飲 退怪靨主方

黃芩五錢 阿膠五錢 川貝三錢 乾菊三錢

怪靨之由。由于肺熱。黃芩阿膠以君之。川貝白菊以輔之。皆以治其本也。肺為氣主。又主皮毛。清肺潤肺。大劑連服。則怪靨自無不退矣。用藥之法。以主病者為君。即此可推。

復神飲　膀胱火主方

熟地六錢　黃栢鹽炒二錢　知母酒炒二錢　羌活一錢　人中白一錢沖　如巔頂起日加

不槩加黑麻黃三四分

津液藏于膀胱。火盛則津枯。曰其為腎之府。故用熟地之真水。尅其邪火。法以黃栢知母直入本經。保其津液。真陰既旺。邪火自伏。更得羌活之辛散。而藥始不偏于陰。人中白導火下行。使從小便而降。此製方之意。用之極驗。

无妄飲　稀痘神方

膀胱火主方　稀痘神方

復神飲　无妄飲

熟地八錢　山藥四錢　萸肉四錢　丹皮三錢　澤瀉　茯苓　元參

兔絲餅各三錢　加黑荳五十二粒式少陰之全数　痘症時行。服数劑而發熱者。去萸肉茯苓。加升麻柴胡各八分。再服数帖。痘出必順。

痘之所以危險者。由腎經之火。無真水以制之。此方以真水剋制邪火。又得元參黑荳。同入腎經以消之。已盡坎離之妙用。更妙在兔絲餅一味。鼓動腎氣。蓋腎中之邪火宜消。而腎中之真氣。所以為托送之本者。不可使之無力也。此方向曾獨刊。流溥四境。遵而用之。百試百效。真稀痘第一方也。

大畜飲　大腸火主方

大黄炭二錢　阿膠三錢　黄芩三錢　地榆二錢洗　桔梗一錢　石羔三錢

大腸之熱，由肺而来；肺經之熱，可由小便而出。欲治大腸之火，必先清肺。方中黄芩、石羔、阿膠深得清肺之妙。肺火清而小便利，所以治火之源也。大腸為傳送之官，大黄、地榆順以導之，導火而不傷陰，有阿膠以滋之也。火毒宜降，清氣又宜升，此用桔梗之意。

順神飲　胃火主方

熟地五錢　生地五錢　石羔一兩　知母三錢　犀角三錢　芦根湯煎，加粳米一撮

大腸火主方　胃火主方

大畜飲　順神飲

火盛者加大黄　面不行漿加白馬蹄屑　初起肥用吐法。亦可引出陽明之邪。腎者。胃之關也。胃火獨盛。津液最易消亡。石羔、大黄。時手亦知重用。而不知火盛之症。其陰必虚。即使陰本不虚。一經熇灼。亦竦于虚。由虚而竭。竭則陽浮。乾紅之色。更加紫黯。平塌之形。旋即焦枯。時手到此。群然委為火盛。亦孰識夫陰竭之由哉。傷寒陽明在經之症。可用石羔清之而愈。陽明在腑之症。可用大黄下之而愈。原不必用二地。至于痘疹症。必俟漿成痂結。方可奏功。設不滋腎以培漿。徒用大黄石羔。殊欠工穩。獨怪時手談泥。

即嫌臟腑。不知臟腑之説。久經昔賢駁正。設果臟腑。亦惟風寒外襲。痰涎凝滯等症。乃為忌用。烏得以治痘之要藥。指為禁用之藥哉。是方用二地養陰以培漿。石羔知母。直入本經。泻其邪火。用犀角以透毒。大險之症。恒藉以奏功。

大過飲　退班主方

生地一兩搗碎酒洗　犀角三錢　血竭錢半研冲　欝金三錢　黑荊芥五錢　元胡二錢　銀花湯代水　身不熱者去生地犀角加蛛身角刺紅花蜈蚣甲片

班之見于三朝者。由于血熱之甚也。血熱既甚。則易瘀滯。不能流通。故有紅轉為紫。紫轉為青之患。時手泥于胃熱發班之論。

退班主方　腎火主方

大過飲　坎神飲

重用石羔。涼其氣分。反令血分愈凝。固非治法。即但與涼血。不散血中之火。血仍不得而涼。但與涼血。不運血中之氣。血亦難得而活。此方用生地以涼血。用血竭以活血。用黑荊芥以散血中之火。用鬱金元胡以運血中之氣。氣中之血。犀角透毒以行漿。毒透漿行。班不期退而自退。又凡夾班之症。身熱而色見乾紅。咪尾紅花。其性辛溫。身達熱不退。能活血而性溫者。非所以治血熱也。乾紅之色。易發水泡。一切攻藥。未可早投。同一痧症。而身熱身和。治法迥別。學者所宜精察。

坎神飲 腎火主方

熟地　生地具八錢　大黄五錢酒洗　桔梗　獨活　青皮各二錢去穰　黑荳煎湯代水

腎開竅於二陰。方中用大黄，而偶不用利水之藥者，一則為之蕩滌，使有出路；一則留水以制火，勿使大傷陰氣也。生熟二地養陰以制陽，桔梗以提之，青皮以運之，獨活以散之，腎火既平，腎毒亦遠。

離神飲　心火主方

熟地七錢炒枯　生地炭七錢水炒　盐鬱金二錢炒枯　川連二錢炒黑　泒犀角錢半　黑山梔二錢　秋石錢半研冲　黑甘草一錢　加春蘭葉七片　菊花根汁三匙　另服生荳腐漿

心經火盛，時手但知利水，其寔徒傷陰氣，反為大害。方用熟地壯

心火主方　攻補兼施　初朝用鎮法主方

離神飲　咸神飲　恒神飲

水以制火。生地川連。直入本經。導内經治以鹹寒。故用秋石。以苦發之。故用山梔。鬱金合甘草。提出心經之毒。仍以犀角而毒自無不透矣。

成神飲 攻補兼施

人參　歸身　天虫　角刺　鬱金　生芪　防風

毒必外出而後生。氣血不虧乃能送毒。攻透得力。乃能外出。此方以人參補氣。歸身補血。天虫攻毒。角刺透毒。得鬱金以疏通氣血。攻補兼用。達以交濟而成功。

恒神飲 初朝用鎮法主方

熟地八錢　山藥四錢　丹皮　澤瀉　茯苓俱三錢　羌活酒洗一錢　柴胡一錢　青皮一錢去穰　威靈仙一錢　空心溫服

發熱腰疼足軟。如其神昏氣急。目紅脉數者。非用奪法不爲功。如其神清氣和脉靜者。純是腎臟陰虛火動之故。如用大黃。愈傷其陰。陰傷而火愈無制。如專發表。火隨表出。勢必稠密。用此兩種治法。以致不可救療者。要皆医殺之也。此方以真水鎮定邪火。佐以疏通腎毒之藥。使之以漸而出。其出必順。予用此方。百發百中。

邐神飲　毒火盛于血分主方

毒火盛于血分主方　毒火盛于氣分主方

邐神飲　大壯飲

大黄五錢酒炒 桃仁三錢去皮研 生地二兩 鬱金二錢 犀角三錢 黑荆芥五錢 加胡桃殼炭 乾紅者加阿膠

毒火盛于血分。即令血燥而成瘀。痘色乾紅紫滯。雖欲起脹不能矣。治須凉血散火。兼宜破血而導瘀。方用生地以凉血。荆芥以散火。桃仁以破血。大黄以導瘀。更用鬱金。運動血中之氣。用犀角透出血中之毒。乾紅紫滯。轉為紅潤。此乃起脹之元机。即裕行漿之妙用。

大壯飲 毒火盛于氣分主方

大黄五錢酒浸 石羔一兩 枯芩 阿膠 羚羊角 黑山梔各二錢 竹茹 老

絲瓜煎湯代水。
肺為氣主。毒火盛于氣分。則胃々之津液最易乾枯。石羔以君
之。枯芩阿膠以佐之。清肺潤肺。兼為行漿之計。肺與大腸表
裡。用大黃。使從後陰而去。小腸與肺相灌注。用山梔。使從前陰
而出。羚羊以透之。使毒得以外達。猶恐毒氣甚盛。稍有阻遏。即
成叢集。故用竹茹老絲瓜為之疏通經絡。

晋神飲 治痿主方

人參一錢 唻身五錢酒洗 角刺三錢 川芎半錢酒炒 紅花半錢 加人乳半盃 滴鷄冠
血十數点。冲好酒三匙。溫服。外用角刺一兩 唻身一兩 陳冬米一撮 水

治痿主方 心胞絡火主方

晋神飲 明爽飲

拌湿填入雄雞肚内隔湯蒸出雞汁去盡浮油服

後由氣血之虛。又或誤汗誤清誤下。以致無力扵送。痘雖不密。其色乾枯而不潤。却非紫滯所可比。其形平塌而不峻。却非伏毒所可比。脉静身和。神清便利。時手見其形色。徒知攻發。豈不夭人性命乎。方用人参以補氣。蛛身以補血。紅花以活血。佐以川芎角刺人乳雞血。而毒沛然復振矣。至于蒸雞汁。原與此痘相宜。而時手所用。不加陳冬米。則無以補益胃益氣。以為運動之樞紐。藥雖中病。其效不神矣。

明堯飲 心肥絡火主方

生地二錢　紫草一錢　木通　蓮酒炒一錢　犀角一錢　威靈仙八分　黑甘草五分　用童女洗陰湯煎

心為君火。心胞絡為相火，火盛則血易燥而不潤。紫草黑甘草。入心胞而散其滯血。木通靈仙。疏通經絡。生地養陰以制陽。犀角鮮毒而透頂。

家人飲　活血主方

欝金二錢　元胡二錢　龜板五錢生用　胡蘆殼二錢燒灰　黑荊芥五錢　當歸三錢　皂角刺二錢半　黑荳湯代水冲好酒二茶匙沖服

痘色乾紅紫滯。肌表未見壯熱者。火熱伏于血中。血遂曰熱而

活血主方　解叢表集之報痘于初朝并治毒滯之腹痛

家人飲　睽神丹

燥〻甚則血瘀是宜先與活血不可驟用涼血者也方用蟲殼黑荳以破瘀當蝀龜板以活血鬱金元胡運動〻中之氣角刺頂透血中之毒黑荊芥鮮散血中之火用以活血〻無不活至于血活頂峻始用涼血攻毒之藥漿自沛然而至矣時手不分活血涼血之先後一見乾紅紫滯身既不熱猶以生地丹皮紫草黃連一派涼血之藥治之倒施衍逆施血愈凝而不活此真可為痛哭者也

睽神丹 解叢集之報痘于初出并治毒滯之腹痛

蟾酥八 明雄黃飛二

共為末米飯為丸硃砂為衣每丸五厘每

服一丸無灰酒下

二味鮮毒通經。藉酒力以神其用。得效最速。医者必宜備用。無

如近来風俗。鄙吝不堪。病家既鮮重酬。医者不甘備藥。卷册雖

有良方。一時無從猝辦。遇有可救之症。每曰無藥而失之。此亦

可為長太息者也。

塞神散 提伏毒主方

製甲片再用人乳拌炒 帯子蜂房酒炒 蜈蚣去柑酒炙 天虫酒炒 蟬蛻腹等分 共為細

末。每服五分。當歸煎酒送下。

痘至起脹。其有頂陷中潤者。氣虛之症。誠非補托不為功。如頂

提伏毒主方 疏通經絡主方

塞神散 鮮神飲

陷而中乾。或頂陷而見焦黑色。乃伏毒未透。一点不起。則此点即成錢葉。時手但見頂陷。不别陷中之色。概用於托。此大悮也。須知伏毒在氣分。非攻不透。而非鬆肌活血。又無以善用其攻。予製此方。備于囊中煎劑之外。陷之少者。或與一服而漿至。陷之多者。但得根盘紅潤。此散用至八九服。亦無不漿足而收功。

解神飲 疏通經絡主方

羌活一錢酒炒 川貝三錢去心 製甲片一錢乳炒 當歸二錢 威靈仙半錢 欝金半錢 秦艽錢半 加竹茹老絲瓜熱服

見点三四成蹤。即知經絡之間。毒氣因痰而滯。甲片靈仙疏通經絡。羌活秦艽以散之。鬱金當歸以運之。川貝以消痰。虛症加參鬚。務令血氣跟隨前藥而周流。譬諸篩米者。手不停篩。則米之運動。自無停住。火盛血熱者。加酒浸大黄。

損神飲 目障主方

生地三錢 當歸 鈎藤各二錢 黑荆芥 羚羊角 黑山梔 赤芍 薄荷 蟬蜕 木賊 黑甘草各一錢 紅盛者加川連 痛甚者加酒浸大黄食後服 若白障勿用

目之有障。猶天之有浮雲也。雲遇風而散。猶水之有浮垢也。垢過水而去。至于炎上之火。又目障之所自來。是以去障無别法。

目障主方 化陰毒主方

損神飲 益神飲

疏風活血而清火。即為去障之良法。方用生地以凉血。當歸以活血。羚羊清肝火。鈎藤薄荷同入肝而消風散熱。佐以荊芥甘草。散瘀血于肝經。蟬蛻山梔。散風火于上焦。導之以赤芍。兼收散熱之功。輔之以木賊。更得消障之力。較之任用寒凉。曰過抑而反成頑障者。其高下不啻什百也。

益神飲 化陰毒主方

熟地八錢 製附子一錢 生黃芪二錢 歸身三錢 黑麻黄六分去節酒炒 微溫服。服後一飯時飲好酒以助藥力

叢集雖由毒盛。白硬須以火化。時子不悟坎離之妙用。遇此症

痘者。但知攻發。仍用凉瀉。十不活一也。此方用熟地以君之。領入陰分。用當歸以活血。生芪以主毒。得附子而無堅不潰。又用酒炒黑麻黃。借其輕揚之性。使即達表以成漿。起死回生。屢試屢驗。

夬神飲　胆火主方

鈎藤五錢　羚羊角三錢　青皮去穰一錢　柴胡一錢　黃芩一錢　甘草八分　加猪胆汁二匙　配用取嚔法

前人治少陽。止立和解一法者。為其邪從外入也。痘由腎而注氣于胆。〻經本虛。火從虛發。胆火本寔。邪火相合。治法用鈎藤

胆火主方　治陰毒主方

夬神飲　坊神飲

以清之。青皮以運之。甘草以緩之。羚羊以透之。柴明以散之。黄芩以解之。純而不雜。胆火自平。

始神飲 治陰毒主方

夏枯草三錢 鹿角膠五錢 當歸五錢 欝金二錢 獨活二錢酒炒 生芪二錢 乳香一錢去油 羌活二錢冬用麻黄 甘草節二錢 銀花二錢 如不退加熟地 虚甚加人参

氣血不運。寒痰湿氣凝于関節而為患。治法先宜温散。鹿角膠。温散之妙藥也。佐以當歸羌獨之温散。生芪夏枯。補氣而消痰。欝金乳香。行氣而活血。銀花甘草。解毒而和血。服之可散。五日之後。加用角刺。即有不散。亦以外出而得生。

萃神飲　蒙面主方

石羔一兩　生地八錢　人中黃五錢生研　歸身三錢　犀角　白芷　鱉甲片乳炒　白馬蹄屑各二錢　桔梗　黑甘草各半錢　白芦根湯代水　配用胭脂護法

面以陽明為主。火毒獨盛。面部獨密。密則津液易枯。鮮于起脹而成漿。此症最多最險。火性炎上。而頭為生死關也。方用石羔羔人中黃。直入陽明。清火解毒。佐以生地歸身。養陰制陽。保其津液。以為行漿之計。犀角甲片馬蹄屑。皆為胃經透毒之藥。白芷上行頭面。桔梗甘草。總令毒氣上達。合衆力以催漿。但得面

蒙面主方　東毒主方　萃神飲　升神飲

部漿成。險勢即定。所用透藥。如挽巨舟于逆流。必合衆手而可濟。藥味雖多。同氣相求。不嫌于複也。如面已漿。則桔梗白芷犀角馬蹄屑。即可減去。加以下行之藥。如面容而火不盛。石羔換熟地生芪。可令堆沙收結也。

升神飲 東壽王方

參鬚五分 角刺二錢 羚羊角 赤芍 桔梗 鬱金各一錢

痘出太密。易于平塌。難于起脹。々々所以不能起者。當責之。于氣分。氣之所以抑而不伸者。亦是扶虛之故。方內用參鬚提補其氣。用赤芍東其脚地。角刺羚羊頂透其毒。桔梗載以上行。鬱金活動氣血。提者得之而更靈。東者回之而更神。透者由之而更速。一切鬆肌之藥。置而勿用。〻出雖密。必能使之鬆。峻者東法之妙也。若症密而盤淡。血氣兩虛者。當以困神飲主之矣。

困神飲　返陰背陽之主方

製附子錢半　黑乾姜錢　官桂二錢　人參三錢　白术五錢土炒　茯苓七錢　炙黃芪三錢　蜜炙丁香九粒切　赤石脂二錢研　炙甘草八分　飯焦湯代水煎

時至九朝十朝。寒戰。咬牙。泄瀉。三症並見。其有屬于火者。百之一二。外此要皆返陰背陽之症也。症既無陽。治以救陽為急。而救陽之法。又須急救胃氣。胃氣漸充。而後陰氣不能上衝。陽氣

返陰背陽之主方　潤乾枯主方

困神飲　廾神飲

復還故宅。五臟仍有所禀命。症雖危困。可以再生。

井神飲 潤乾枯主方

當歸一兩 阿膠三錢 羚羊角二錢 角刺五錢 鬱金錢半 加雞汗一盃

症色潤澤。乃能起脹以行澁。究其所以潤澤之故。由于血活。可知所以乾枯之故。由于血燥。進推所以血燥之故。由于肺熱。肺主為胃行津液。達于皮毛。肺熱既盛。消爍津液。則血之行于皮膚者。不得不燥而乾枯也。欲潤其燥。必須活血。尤宜清肺而潤肺。更令血中之火。透達于外。而後乾枯可潤也。方用當歸以活血。羚羊以清肺。阿膠以潤肺。角刺以逐火。鬱金以行氣。雞汗潤而遺毒。同氣相求。用之甚為切當。服二劑而色潤痘起。乃用涼血壯水攻毒之藥。俾得成漿。百發百中。

革神飲　点後發驚主方

當歸三錢　鈎藤八錢　全蝎三隻去尾酒洗　琥珀二錢研　參鬚三分　角刺三錢　老絲瓜　竹茹

全煎代水

見点之後。忽又發驚。痘必加發。治法不難于定驚。難于預防其發。肝火動而生風。重用鈎藤以散之。臣以當歸。亦令血行而風散也。驚則神亂。用琥珀以安神鎮驚。兼利小便。使心火得有出路。驚則氣散。用參鬚以培補心氣。兼能清火。痘点已見。用角刺

点後發驚主方　托毒主方

革神飲　歸神飲

以領毒歸顆。其時痘尚未齊。透毒之藥。必兼定驚。故獨有取于全蝎。絲瓜竹茹。清火而疏通經絡。乃所以杜稠密之患也。或問散風定驚。發痘。何不用蟬蛻。予曰。用藥之法。先避所忌。蟬蛻鬆肌。此症防其加密。正以鬆肌為忌。由此以推。用藥可以入細矣。

若身熱不退。次日補加熟地。

鼎神飲 托毒主方

黃芪八錢 歸身二錢 角刺三錢 天虫三錢炒研 酒洗 扶三分 加炒古米一撮

痘出太密。易于平塌。難于成漿。俟至八九十朝。痘色未至焦陷。毒猶留于肌表。尚未內攻。趁此時而極力托住。所以重用黃芪。

毒氣托住。必藉血活以成膿。故用當歸角刺以透之。天虫以攻之。更以桂枝為之使。鼓舞氣血。也肌表之毒。不得不化。加白米以養胃氣。諸藥得之。更加有加。即有表熱未清。其弊不過發毒。較之內攻。為害甚輕。至于監淡。陰血雖虧。而方不用熟地者。欲伏頂托建奇功。則熟地又礙其滯。若使頂陷而中焦。則托法又非所宜矣。

震神飲 肝火主方

熟地八錢 生地八錢 鈎藤三錢 青皮二錢 羚羊角錢半 黑荊芥錢半 乾菊二錢 甘草二錢

肝火所以獨盛者。由無水以養木也。熟地生地壯腎水以制肝也。而不可無以運之。故用青皮。不可無以散之。故用鈎藤。不可無以涼之。故用乾菊。不可無以清之。故用黑荆芥。不可無以緩之。故用甘草。不可無以透之。故用羚羊角。藥雖有八。其寔揔歸一路。標本俱治、泛火用乾菊。不用柴胡。尤為精確、

良神飲 定虛喘主方

人參二錢 磁石一兩 茯苓三錢 焦白术二錢 北五味一錢 牛膝二錢 加胡桃二錢

空心服

肺主出氣。腎主納氣。肺腎兩虛之喘症。治法以納氣歸腎為主。

故用磁石茯苓以君之。牛膝以輔之。以保肺為要。故用人參以補之。用五味以歛之。而非培補中氣。則上之無以安肺氣。使之吸引而下。〻之無以奠腎氣。使之不得上逆。故用白术一味。尤為定喘之樞紐也。

漸神飲 九朝下養法主方

熟地五錢 生芪一錢 天虫一錢炒研 防風八分 川貝二錢

漿行已足。不即用利水藥。再用熟地以養之。無令速靨。更以天虫攻之。以生芪防風托之。使毒氣盡歸顆粒。餘毒自可不作者。防風能匀氣。更佐川貝以消痰。經絡之間無所凝滯也。

九朝用養法主方 表汗主方

漸神飲 歸妹飲

歸妹飲 表汗主方

葛根二錢 蟬蛻二錢 黑荊芥二錢 牛蒡子錢半炒研 羚羊角 黑山梔 赤芍各八分
蘆根 老絲瓜煎湯代水熱服

風寒遏鬱。氣血不行者。宜用比神飲之症也。若夫見点之後。身仍壯熱。不急為之表散。勢必色見乾枯。古人所云見点以後。忌用葛根湯者。但為表熱不盛者言之。非為表熱甚盛者言之也。方用葛根以解表。而以蟬蛻佐之。氣分既熱、血亦因之而熱者。乃是必然之勢。黑荊芥既能解肌又散血中之火。火性炎上。解肌清熱。尤以上焦為急。故以山梔合蟬蛻同散上焦之鬱熱。牛蒡散邪而透發，羚羊清火而透頂。汗必兼透，此治痘之汗法也。赤芍能斂腳地，稍制發散之太過，與山梔同用，亦能導火下行，而不同于木通、車前之利水。則知表汗一法，正所以解散火熱而保津液于内也。

豐神飲 咽喉痛主方

荊芥穗二錢 薄荷葉二錢 牛蒡子錢半，炒研 天虫錢半，炒研 山豆根一錢 桔梗一錢 甘草五分 芦筍湯煎。如胃盛火者，加大黄；如痛甚者，雄黄、氷片等分為細末，裝入黄麻骨中，用火燒着裝藥之處，徐徐吸烟入口最效。爛者，配用生蒲公英汁另服。陰火上炎，兩尺

咽喉痛主方　陽毒主方

豐神飲　旅神飲

無力者勿用。

三焦開竅于喉。治咽喉痛。當以散三焦之火為主。以清肺胃之火為佐。古方例用甘桔湯。肅清氣道。而佐以牛蒡元參山荳根。未始不效。予治此症。用荊芥薄荷散三焦之火。更為神效。所用吸咽之法。乃是家加。得之不易也。

旋神飲 陽毒主方

歸尾一兩 威靈仙五錢 麻黃五錢去節多至一兩 角刺五錢 銀花五錢 大黃三錢 酒炒赤芍五錢 甘草三錢

外科四大法。疏。散。消。截。必入血分以奏功。良以血不凝。則毒不成也。方用歸尾赤芍。以活血。威靈仙以疏之。麻黄以散之。銀花甘草。解毒以消之。大黄破瘀。清〻以截之。更用角刺極力頂散。濃煎頻服。或汗出毒退。或大便洩而毒退。抑或不退。亦必大減其勢。且回外出而得生。時手遇陰毒。猶且欲凉解。不知溫散。至于紅腫之陽毒。尤以凉血為專務。不但斷難消散。且令輕症變重矣。得此一方。可醒大夢。

巽神飲 攻悪形主方

熟地六錢酒炒 生地六錢酒炒 當歸三錢 紅花二錢酒拌炒 蜈蚣三条去柑酒炙 鱉甲片錢半人乳拌炒 天虫二錢酒拌炒研 蜂房錢半酒炒 欝金二錢 山查三錢 白芷錢半 甘草錢半

攻悪形主方　肺火主方

巽神飲　兑神飲

悪形叢集。非攻不透。蜈蚣天虫蜂房甲片。皆攻藥也。山查以鬆肌。欝金以行氣。白芷以排膿。而或虚㙗空殼者。本寔先撥也。此方之妙。以熟地生地為君。以當歸紅花為臣。以運毒者為佐。以攻毒者為使。悪形悉起。膿漿滿溢。如桌維楫以渡江河。遇風波而不覆矣。

兑神飲 肺火主方

熟地五錢 牛蒡錢半妙研 羚羊角錢半 阿膠二錢 生地五錢 桑皮八分

桔芩二錢 石羔二錢 桔梗一錢

火盛剋金。金即不能生水。燔灼胃陰。消其津液。是絶成漿之本也。方用二地壯水以制木火，枯芩阿膠清金而潤肺，石羔清胃生津，散之以桑皮，透之以羚羊、桔梗，佐之以牛蒡，散而兼透，能使肺金之火表裡俱清，毒得外透而成漿，亦復有本也。

渙神飲　分散顆粒之主方

威靈仙一錢　黑山梔三錢　青皮一錢　防風一錢　漏芦一錢　鬱金一錢

大黃三錢　犀角二錢　竹茹　枯絲瓜　煎湯代水

漿出初朝，頭面已有容意，此不可以升提者也。必須分佈于週身，痘雖稠密而可救。方用黑山梔解散上焦之鬱火，威靈仙疏通經絡，佐之漏芦以解毒，佐之鬱金以活血，又有青皮以匀在

分散顆粒之主方　利水主方

渙神飲　節神飲

裡之氣。有防風以勻在表之氣。然後五臟六腑之毒。不得隨陽而獨聚于面。而又恐其炎上之火。未有出路。故用大黄引而下之。從出自後陰。然不可無以透毒也。面主陽明。犀角涼透。而不等于升提之藥。火勢消散。表裡疏通。毒得外達。能令重症變輕。

節神飲 利水之方

桔梗 桑皮 滑石各一錢 枯苓 阿膠錢半 加黑荳皮一撮

生水者金也。五苓散正古人所用利水之方。不甚宜于治痘者。為其不治生水之源也。方用桔梗以開提肺氣。用桑皮以疏通肺氣。用黄芩以清肺。用阿膠以潤肺。金氣既降。佐以滑石。順而導之。利水而不傷津液。此為治痘利水之法。

中孚飲 虛症斂痘主方

白朮二錢土炒 人參一錢 茯苓一錢 白芍一錢酒炒 製首烏錢半 炙草五分

淨銀花一錢

土為萬物之母。衆成而培土。所謂坤以藏之也。土性喜燥而惡溼濕。故用茯苓以勝濕。且使腎經之元氣仍歸于腎。陽主舒。陰主斂。白芍首烏斂其陰氣。人參炙草補氣以佐其健運之。力未盡之毒。只用淨銀花以和之足矣。

小過飲 治夾凡瘡

虛症斂痘主方 治夾口瘡 夾臭主方

中孚飲 小過飲 既濟飲

歸身三錢 生地三錢 赤芍 犀角 丹皮各一錢 川貝二錢 枯芩八分
黑荆芥錢半

諸瘡皆屬心火。亦由肺熱。此方凉血解毒。不雜風藥燥濕。得培漿之先着。但用凉透。不用解發。亦為夹瘡之準繩。肺熱則生虫。川貝枯芩。又併治瘡之心法。

既濟飲 變臭主方

生地 生芪 當歸 山查 天虫 製甲片 防風 桂枝
紅花

毒火盛而血活者。非變臭而令毒得外透達。不能收功。欲其外達。

故用天虫七片以攻之。生芪防風以托之。而非有以潤之不能臭腐。為凡物之臭腐者皆濕也。次用生地當歸紅花又非有以溫之。不能臭腐。為凡物之臭腐者皆火也。故用桂枝。又非鬆其肌表。不能相輔以成功。故有山查一味。連服二劑。可以化其极滯矣。

未濟飲 治下部不漿之虛症

熟地八錢 歸身三錢 人參一錢 製附子八分 牛膝錢半 炙麻黃五分

空心溫服

部不漿。固由血燥。亦是陽虛。方用熟地歸身以潤燥。人參附

治下部不漿之虛症

未濟飲

子以補陽達之以牛膝鼓之以麻黄不必攻毒以催漿其漿自至若寔症則宜潤燥攻毒而行下焦之滯氣医者不可不知

製方之法莫善于清真莫不善于混雜而或寒熱並用攻補同施表裡共治病在本經兼用他經之藥此中之神巧幾不解其所以然不知識病固難製方尤難治其現在之病難在單刀直入治其未著之病難在思患預防藥性之合者難在棄彼而取此藥任之分者難在相輔以成功藥味之多寡難于不複不踈分兩之輕重難于無過不及以上所定主方幾費苦心垂為矩矱屢試屢驗曰各附以方論垂訓門人十之七八皆遵內經陰平陽秘之旨以為

製方之綱領。蓋痘之所畏者。火毒。而以駕馭火毒者。仍在于陰陽。
苟不能益陰而使之平。即無以制陽而使之秘也。至于加減之活
法。畧舉數條以見意。是又所謂神而明之。存乎其人者矣。

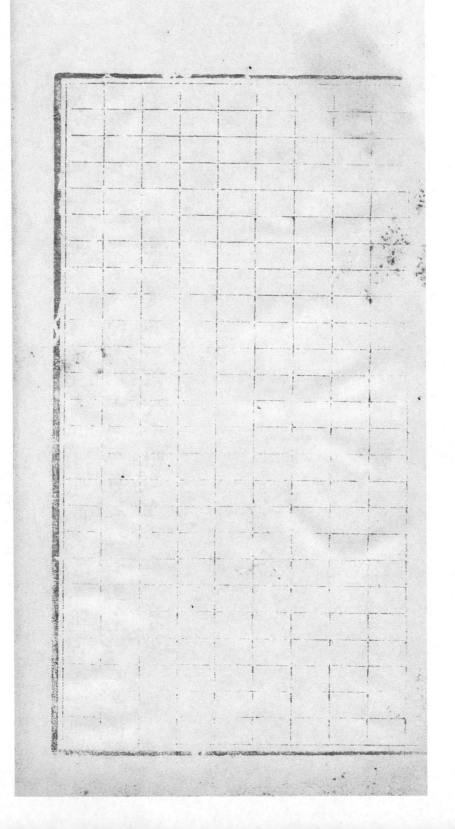

附方

嚟峒丸

牛黄一分　西黄一錢五分　氷片一分　麝香一分

天竺黄一錢五分　大黄一錢五分　白三七一錢五分

兒茶一錢五分　乳香一錢五分　没藥一錢五分　雄黄五分

阿魏五分共研末為丸每丸重三厘硃砂金箔為衣黄蠟封固三

白湯送下

毒感之症。如托腮履底鬼捏青鐵葉死血紫斑白舌等症。自古

以來絶無挽回之法。雖救偏瑣言。用必勝湯以救之。必歷試不

效。故見此症者俱束手而不救。豈知余八四房三抹。偶得嶗峒丸。內服外敷。竟奏神效。按嶗峒丸原方。並無治痘項疑。且載不可多服。詎知共服六七丸。青者漸退。陷者漸起。托腮瘢底。其較蠶種尤甚者。俱成水泡。舌白漸紅。腮腫紫斑俱去。可知守內原有奇方。醫者神而明之。雖萬死之症。亦可得生。即此以觀。學問無窮。自以為是者。其誤人不淺矣。

斑痧

蠟燭湯飲之而甜者。多飲自透。不甜者非痧。

小便不利方

嫩鞭筍數枝。濃煎湯。又將麻油鍾許冲服。即利。

附方

一〇七